生体計測装置学入門

木村 雄治 著

コロナ社

まえがき

　今日の医用工学の分野に大きな発展をもたらした W. Einthoven の心電図記録の発表（1903 年）より 15 年後の 1918 年に，スウェーデンの R. Fahraeus が血沈法を考案し，赤血球の沈降速度から貧血，肺結核，肋膜炎などの診断に大きな効果をもたらすことにつながった。心電図のような生体電気現象の測定が生体内のあるがままの状態（invivo）で行われるのに対して，血沈は生体から試料（血液）を採取して試験管内で測定（invitro）するという検体検査であるところが大きな相違点である。検体検査はこの発見を契機に実用的な臨床検査法として広く利用されていくことになった。

　検体検査は血液，体液，酵素などの成分分析を対象にしている。分析法には応答速度の遅い測定法が多く含まれているが，最近ではコンピュータ技術の活用によって多種類で大量の情報を高速で処理する機能をもった装置が開発され，普及している。分析法には化学的，電気化学的，光学的などの方法があり，invitro な測定法が主体的であるが，生体から直接に連続的，即時的に分析する invivo な方法もある。血液中のガス成分測定や呼気中のガス分圧測定がそのよい例である。

　生体計測は，生体電気現象測定や高速度コンピュータを駆使した最新の画像診断装置（超音波画像測定装置，X 線 CT，MRI，内視鏡など）のような無侵襲な測定だけでなく，侵襲的な血流・血圧測定や無侵襲ではあるが物理的な呼吸機能測定を含む検体検査がある。検体検査の情報は血流と密接に関係しているので，血行動態，呼吸機能を把握しつつ検体検査の成果を活用している。このことは人工呼吸器，麻酔器，人工心肺装置，人工透析器などの治療器の機能と十分に関係する事柄である。

　ここでは，生体計測の中の検体検査を中心に，初歩的ではあるが基本的な内容の紹介を目指している。具体的には，血行動態にかかわる血圧・血流測定法，血液成分に関与する呼吸機能とガス成分の測定法および各種検体検査の測定法について触れ，ここで得られる情報が治療器にも活用されていることに着目してみたい。

2004 年 9 月

木村　雄治

目　　　次

1. 血 液 循 環

1.1 血 流 測 定 ……………………………………………………………………1
　1.1.1 血流の成分と働き …………………………………………………………1
　1.1.2 血 管 の 働 き ………………………………………………………………3
　1.1.3 内皮細胞の作用 ……………………………………………………………4
　1.1.4 電 磁 血 流 計 ………………………………………………………………5
　1.1.5 超音波ドップラ式血流計 …………………………………………………8
　1.1.6 超音波トランジットタイム式血流計 ……………………………………11
1.2 観血血圧測定 …………………………………………………………………12
1.3 脈波伝播と動脈硬化 …………………………………………………………18

2. 呼 吸 の 作 用

2.1 呼 吸 機 能 ……………………………………………………………………23
　2.1.1 換　　　気 …………………………………………………………………24
　2.1.2 分　　　布 …………………………………………………………………25
　2.1.3 拡　　　散 …………………………………………………………………25
2.2 力学的インピーダンス測定 …………………………………………………26
　2.2.1 自然呼吸と呼吸インピーダンス …………………………………………26
　2.2.2 換気機能測定 ………………………………………………………………28
2.3 電気的インピーダンス測定 …………………………………………………31
　2.3.1 呼 吸 モ ニ タ ………………………………………………………………31
　2.3.2 新生児呼吸モニタの重要性 ………………………………………………32
　2.3.3 心拍出量の測定 ……………………………………………………………34
2.4 呼気ガス分析 …………………………………………………………………36
　2.4.1 サンプリング法 ……………………………………………………………36
　2.4.2 O_2 分 析 装 置 ………………………………………………………………37
　2.4.3 CO_2 分析装置（カプノメータ）…………………………………………42

iv　目　次

　2.4.4　呼気ガスの波形測定と誤差の要因 …………………………… 44
　2.4.5　呼気ガス連続波形の測定例 ……………………………………… 46
2.5　呼　吸　と　運　動 ………………………………………………………… 48
　2.5.1　無酸素運動と有酸素運動 ………………………………………… 48
　2.5.2　肺機能の測定 ……………………………………………………… 53
　2.5.3　体力の増進 ………………………………………………………… 56

3. 血　液　成　分

3.1　血液ガス分析 ……………………………………………………………… 62
　3.1.1　血液によるガス（O_2, CO_2）運搬 ……………………………… 62
　3.1.2　クラーク電極式 O_2 分析器 ……………………………………… 66
　3.1.3　シェベリングハウス電極式 CO_2 分析器 ……………………… 67
　3.1.4　pH 測　定 ………………………………………………………… 68
　3.1.5　経皮血液ガスモニタ ……………………………………………… 70
　3.1.6　パルスオキシメータ ……………………………………………… 72
3.2　自動血球分析 ……………………………………………………………… 75
　3.2.1　血球の種類 ………………………………………………………… 75
　3.2.2　測　定　原　理 ………………………………………………………… 77
　3.2.3　自動分析装置の例 ………………………………………………… 81
3.3　バイオセンサ ……………………………………………………………… 82
　3.3.1　グルコースセンサ ………………………………………………… 83
　3.3.2　ISFET ……………………………………………………………… 87
　3.3.3　酵　素　FET ………………………………………………………… 89

4. 血液の化学分析

4.1　分　光　分　析 ……………………………………………………………… 90
　4.1.1　分光光度法 ………………………………………………………… 90
　4.1.2　蛍光分光光度計 …………………………………………………… 95
　4.1.3　原子吸光分光光度計 ……………………………………………… 96
　4.1.4　炎光分光光度計 …………………………………………………… 97
4.2　イオン選択性電極分析 …………………………………………………… 97
4.3　ドライケミストリー ……………………………………………………… 99
4.4　電　気　泳　動　法 …………………………………………………………… 100
4.5　クロマトグラフィ ………………………………………………………… 101

| 4.5.1 分　　離　　法 ……………………………………………… 102
| 4.5.2 定 性 と 定 量 ……………………………………………… 103
| 4.5.3 液体クロマトグラフィの体液成分分析法 ……………… 104
| 4.6 自動化学分析装置 …………………………………………………… 105
| 4.6.1 ディスクリート方式 ………………………………………… 105
| 4.6.2 円形マルチセル方式 ………………………………………… 107
| 4.6.3 自動検査システム …………………………………………… 110
| 4.7 尿 検 査 装 置 ………………………………………………………… 112
| 4.7.1 乾式尿分析器 ………………………………………………… 114
| 4.7.2 浸透圧測定器 ………………………………………………… 115
| 4.7.3 尿沈渣自動測定装置 ………………………………………… 115

5. 血液成分交換を中心にした治療器

5.1 人 工 呼 吸 器 ………………………………………………………… 117
    5.1.1 人工呼吸器の構造 …………………………………………… 117
    5.1.2 換気モードと自発呼吸 ……………………………………… 118
5.2 人 工 透 析 装 置 ……………………………………………………… 122
    5.2.1 腎機能の巧妙さ ……………………………………………… 122
    5.2.2 人工透析の原理と装置の構成 ……………………………… 124
5.3 高気圧酸素治療 ……………………………………………………… 127
    5.3.1 高気圧酸素と血液酸素含有量 ……………………………… 127
    5.3.2 高気圧酸素治療装置 ………………………………………… 129
    5.3.3 治療の対象症例 ……………………………………………… 131
    5.3.4 合併症発生の危惧 …………………………………………… 131
    5.3.5 安全性の確保 ………………………………………………… 132
5.4 人工心肺装置 ………………………………………………………… 134
    5.4.1 装 置 の 構 成 ………………………………………………… 134
    5.4.2 血 液 ポ ン プ ………………………………………………… 134
    5.4.3 人　　工　　肺 ……………………………………………… 136
    5.4.4 動脈フィルタ ………………………………………………… 139
    5.4.5 生体情報モニタ ……………………………………………… 139

引用・参考文献 …………………………………………………………… 141
索　　　　引 ……………………………………………………………… 142

1. 血液循環

1.1 血流測定

1.1.1 血流の成分と働き

血流は,生命の維持に欠かせない栄養分や酸素を運ぶ一方,ホルモンの運搬や二酸化炭素などの老廃物の運搬,生体制御や体温調節などの,生体の恒常性(ホメオスターシス)維持といった大切な働きに関係している。

血液の成分は,凝固しないように処理した血液を試験管内に留置すると,薄黄色の上澄みの液体部分と下に沈殿した有形成分に分かれる(図 1.1)。この図はスウェーデンの R. Fahraeus が 1918 年に考案し,臨床的に応用した赤血球の沈殿速度を調べる方法と同じで,直立した細長い試験管に血液を封入し,沈殿する速度が 1 時間値で男子 10 mm 以下(女子 15 mm 以下),2 時間値で男子 25 mm 以下(女子 40 mm 以下)を平均的な正常値として臨床的に利用していた。最近では遠心分離法や電気抵抗検出法による自動的な血球計数法が採用されて高速に分析している。さて,血液成分は全体の 55〜60 %(液体成分)が血漿,40〜45 %が赤血球,わずか 1 %が白血球・血小板である。液体部分の血漿は 90 %の水分と 6.5〜7.5 %のタンパク質および少量のブドウ糖,コレステロール,そしてナトリウム,カリウム,鉄などの無機質が溶けている。タンパク質の中に約 0.4 %のフィブリノーゲン(繊

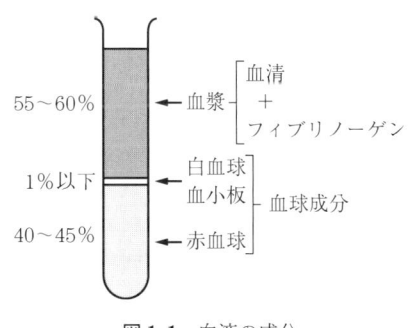

図 1.1 血液の成分

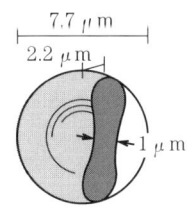

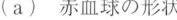

(a) 赤血球の形状

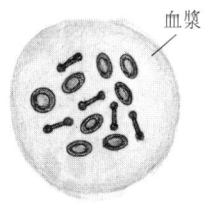

(b) 血漿に浮遊する赤血球

図 1.2 血液と赤血球(池田研二,島津秀昭:「生体物性/医用機器工学」(臨床工学ライブラリーシリーズ 2),p.67,秀潤社(2000)図 1 より改変転載)

維素原）が含まれており，出血の際の血液凝固に役立つ。血漿の中でフィブリノーゲンを除いた部分，すなわち血清に栄養成分が溶解しているといえる。

血液の有形成分は赤血球，白血球，血小板があるが，大部分が赤血球で，血液 $1\,\mu l$ に 450 万～500 万個ほど含まれている核のない円盤状の細胞である（図 1.2（a））。細胞の中は重量比 95 ％が鉄を含むタンパク質のヘモグロビンで，このヘモグロビンが血液 100 ml につき約 20 ml の酸素と結合して酸化ヘモグロビンとなって酸素を血流で運ぶことができる。なお，白血球は免疫・抗体などの生体防御作用に関与し，血小板は血管が傷ついて出血した際に血液凝固・止血を行う。

血行動態を考える際の血液は，白血球や血小板が赤血球に比較して 500～800 分の 1 程度に少量なので無視し，赤血球のみが血漿中に浮遊しているものと考えればよい（図（b））。一般に，粘性が流速に関係なく一定の場合のときの流体をニュートン流体，流速に依存する流体を非ニュートン流体と呼ぶが，血液の粘性や血球の力学的特性を考える際にニュートン流体か否かは大事な点である。90 ％が約 0.9 ％の食塩水でほかは各種の栄養素を含んだ血漿がニュートン性を示すのに対して，全血は非ニュートン性を示す。これはずり速度の増加とともに粘性が減少するという現象である。ずり速度の小さい領域では赤血球は凝集しているが，ずり速度が大きくなるにつれて赤血球は分散し，変形流動を起こすためであると考えられる。

具体的には 40～45 ％の赤血球が加わった全血では，流速に依存して粘性率が変化する。特に速度が小さいときには大きな粘性率となり，血液は著しく非線形な粘性を示す。この原因として，まず第一に，血漿に浮遊している静止血液の赤血球は数珠状に密につなぎ合わさっているが流れるとばらばらになり，第二に流速によって赤血球の向きが変わり，細い血管の中では赤血球が変形して流れる（図 1.3）ことなどが考えられる。さらに狭い血管では，管の中心に赤血球が集まり，管壁付近を血漿が占める。血漿は先に述べたように水分であるから，壁面において速度は 0 にならず赤血球はスリップする（図 1.4）。

毛細血管のように直径が 10 µm あるいはそれ以下の場合に，同程度の大きさの赤血球は正常な形状のままでは通過できないので，速度の大きい毛細血管では赤血球が押し曲げられた形状となり（図 1.4（a）），さらに，赤血球の 1 個 1 個がやっと通過できるような狭い毛細血管では，赤血球はラグビーボールのように変形して回転しながら毛細血管壁をしごくように拡張や収縮運動（バゾモーション，vasomotion）を伴いながら流れる（図 1.4（b））。このように血漿によって滑りながら管壁と赤血球が強く接する状態は，毛細血管から末梢組織へのガス交換・栄養素などの物質交換あるいは肺胞でのガス交換（呼吸機能の拡散）の効率に貢献していると考えられる。したがって，この考え方は人工肺などの設計に際して大いに役立っている。

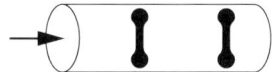
（a）遅い流れのときの形状

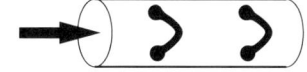
（a）毛細血管での赤血球は管壁面で血漿によりスリップする

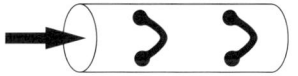
（b）速い流れのときの形状

図1.3 細い血管の赤血球（池田研二，島津秀昭：「生体物性/医用機器工学」（臨床工学ライブラリーシリーズ2），p. 67，秀潤社（2000）図3より改変転載）

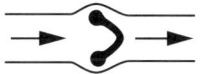
（b）赤血球が変形して狭い毛細血管を拡張・収縮によって通過する

図1.4 毛細血管での赤血球

1.1.2 血管の働き

血管は心臓から拍出された血液を各臓器に運び，物質交換して再び心臓に戻すための導管である。一般に血管は内皮細胞，内膜，中膜，外膜と多重構造になっており，外膜が血管とその周辺の組織を結び付ける役割を担っている（**図1.5**）。

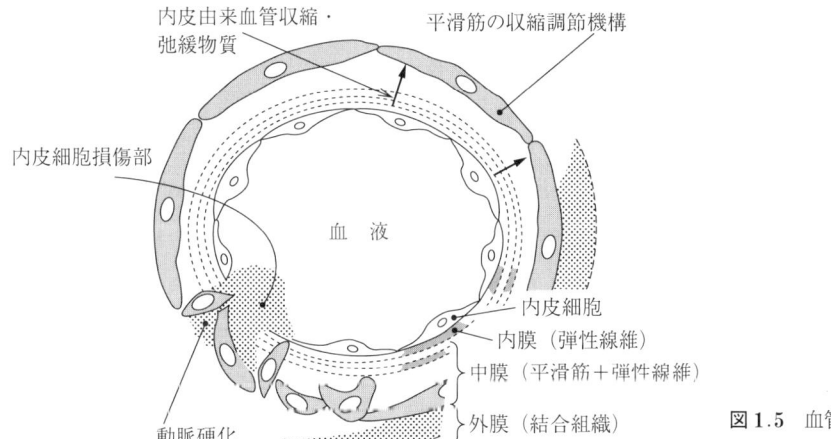

図1.5 血管の構造

大動脈や動脈のように太い血管は，弾性繊維が発達し，弾力性があり，内圧の変化に耐えやすいので，心臓より間欠的に拍出する血液を一時的に貯蔵して，末梢血管により定常流に近い平滑化された血流を送る。このような血管を弾性血管という。これよりやや細い頸動脈，冠動脈，腎動脈などは平滑筋細胞が多く，伸縮性がよい。これらを筋性動脈という。小動脈は直径が0.1 mm前後と細く，その管壁は特に筋繊維が発達しており，交感神経支配により内径を能動的に大きく変化させて血流抵抗を変える。そのため小動脈は抵抗血管と呼

ばれる。その抵抗によって血圧に影響を与え，血液の流れを遅くする働きがある。管径が10μm前後の毛細血管は赤血球がやっと通過できる程度の太さで，その管壁は内皮細胞と1層の内膜だけからできている。この壁にはたくさんの穴が開いていて，そこから周りの組織とガスや物質の出し入れを行う。

1.1.3　内皮細胞の作用

血管内皮細胞は実に巧妙な働きをする。内皮細胞から分泌された物質が平滑筋を収縮・弛緩させると同時に，増殖因子や増殖抑制因子の生産を促進し，平滑筋細胞が増殖を始めたり，抑制されたりする。すなわち，内皮細胞から弛緩因子として一酸化窒素，収縮因子としてエンドセリンが生産，分泌される。この弛緩・収縮物質が生産され，その生産を調節している因子としてさまざまな化学物質が明らかにされているが，その中でも生理的な調節因子は血流ではないかと考えられている。血流速度が変化すると内皮細胞自身も形態を変化させると同時に，内皮細胞の性質が変化し，各種の収縮弛緩物質を分泌する。そして，これらの変化は血流の変化でなく，内皮細胞にずり応力（図1.6）を感知するシステムがあり，その信号によってずり応力に比例した収縮・弛緩物質の生産調節が行われていることが明らかになっている。

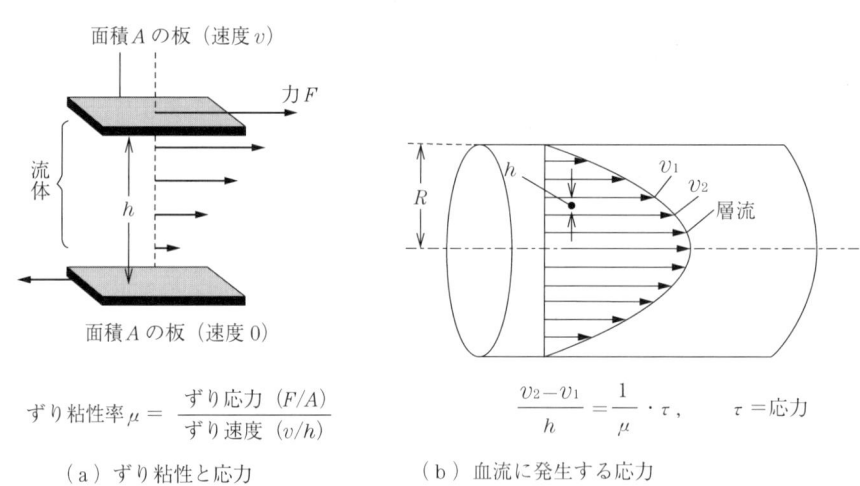

図1.6　ずり応力と血流

なんらかの原因で内皮細胞が破綻すると自律神経支配が直接平滑筋に作用し，血管は収縮して動脈硬化が起こる。また，内皮細胞は凝血性因子や抗凝血性因子などの相反する作用因子を生産していて，内皮細胞が健全であるかぎり血液は凝固しないが，いったん怪我や病気で内皮細胞が障害を受けると血液は凝固してしまう。血液が流れている周辺の組織に炎症が起きた場合に白血球が集まって膿瘍ができる。この炎症部位に白血球がなぜ集まるかは，血

中を流れている白血球が炎症部位に近くなると内皮細胞に接着して転がり出して，やがて内皮細胞間げきから組織中に出てきて炎症部位に引き寄せられるからである。

このように，血液は，内皮細胞による血管構成細胞の絶妙なバランスを保つことで，機能的に流れているともいえる。これらの現象が「血管は単なるパイプではない」といわれる所以である。

1.1.4　電磁血流計

組織にどのように血液が供給されているかを知るには，そこへ至る動脈の血流量を知ることが重要である。ここでいう血流量とは，着目する動脈に流れている血液の各瞬間時の血流波形や血流量，あるいは平均血流量である。この血流量を測定するのが血流計である。血管の各部位の血流を測定する主な測定法は，観血式の電磁血流計と非観血式の超音波血流計がある。

電磁血流計の測定原理は 1831 年イギリスの物理学者ファラデー（M. Faraday，1791〜1867）によって発見された"電磁誘導の法則"による。この法則が発見された時期は電流と磁気の関係が急速に解明された時代である。まず，1820 年デンマークの物理学者エルスッテト（H.Ch. Örsted，1777〜1851）が「導線と平行に置かれた磁針が電流を流すと大きく振れ，電流の方向を逆転すると磁針の方向が逆転する」という現象を発見し，1822 年フランスの物理学者アンペール（A.M. Ampère，1755〜1836）が「導体に電流を流すと導体の周りに同心円状に磁気が発生し，このときの電流の方向と磁界の向きとの関係は，ねじの進む方向を電流の向きとすると，右ねじの回転する方向が磁界の向きとなる」という有名な「アンペアの右ねじの法則」を発表した（図 1.7）。これをさらに発展させたのがファラデーの「磁界が変化すると導体に起電力が発生する」という電磁誘導の法則である。この法則は，磁界と導体の相対的な変化を意味しているので，「磁界内で運動する導体に起電力が発生する」のと同じである。後の 1859 年になって，2 極真空管を発明したイギリスの電気工学者フレミング（J.A. Fleming，1849〜1945）は，磁界内に運動する導体に発生する起電力の表現法として「フレミングの右手の法則」を考案し，使用上の簡便さに貢献した（図 1.8（a））。発電機やコイル式マイクロホンの原理を理解するのに大いに役立っている。

さて，電磁血流計は図（b）に示すようにプローブと呼ばれる鉄心入りの励磁コイルを血管に装着し，これに電流を流すと磁界が発生する。さらに，その磁界と直角方向に血流が流れると，フレミングの右手の法則に沿って起電力が生じる。血流は大略鉄分からできている赤血球を 40 % 以上も含んでいるので立派な導体であり，血液が流れるのは導体が動くのと同じ現象である。すなわち，親指，人差し指，中指をたがいに直角に開き，親指を導体の運動方向，人差し指を磁束の方向に向けると，中指が起電力の方向に一致する。磁束密度 B

6   1. 血液循環

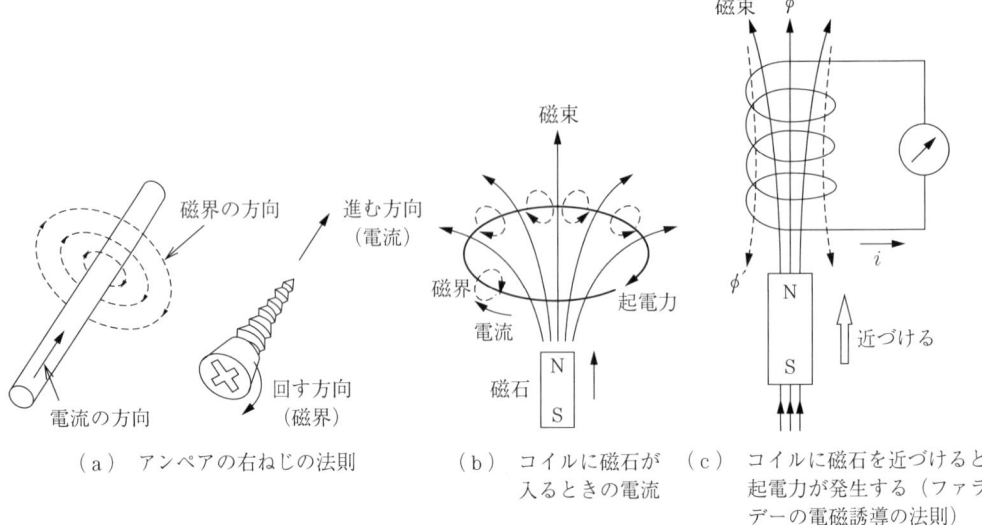

図1.7 電流がつくる磁界と磁界による起電力

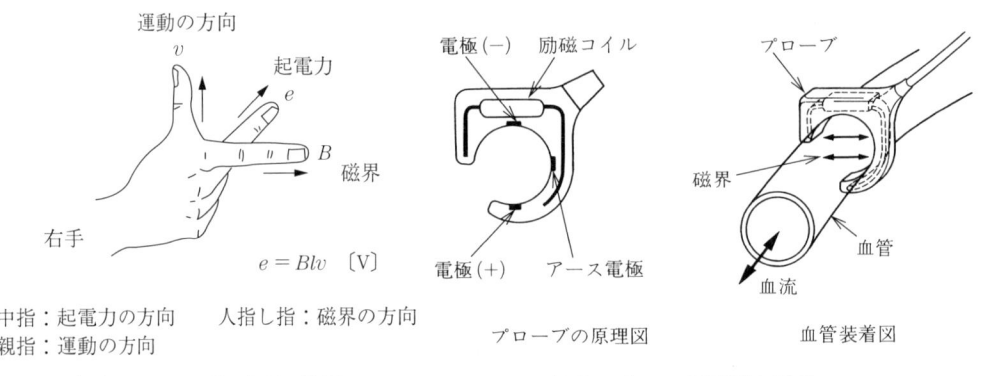

図1.8 電磁血流計の測定原理

〔10^{-4} T〕，導線の平均速度 $\bar{v}$〔cm/s〕，電極間距離 d〔cm〕とすると，起電力の大きさ e は次式で表せる。

$$e = Bd\bar{v} \times 10^{-8} \text{ 〔V〕} \tag{1.1}$$

ここで 10^{-8} は cgs 単位系を用いた場合に起電力 e が〔V〕の単位で表されるための換算係数である。

B，d は既知量なので，プローブの内側に埋め込んである電極で式 (1.1) の e を検出することによって，平均血流速度 $\bar{v}$ が求まる。分時血流量 Q〔ml/min〕は血管断面積×平均血流速度×60 であるから次式となる。

$$Q = \frac{15\pi de}{B} \times 10^8 \quad [\mathrm{m}l/\mathrm{min}] \tag{1.2}$$

電磁血流計を使用するには血管に一様の磁界を与えるため，血管を露出してプローブに装着しなければならない。侵襲性の大きい計測法であるため，臨床的には外科手術などの術中計測や手術後の血流変化を監視して手術成果を評価するなどの目的に使用するとか，最近では臨床よりも動物実験に多く使用されている。しかし，血流量を正確に知るには測定精度の高い唯一の計測法であるといえる。電磁血流計用プローブの例を**図1.9**に示す。精度よく血流を測定するにはプローブが血管径と密着する必要があるので，各種の動脈血管径に合ったプローブを準備しなければならない。動物で測定した大動脈の測定例を**図1.10**に示す。

電磁流量計に使用される磁界は，交流電流による交番磁界（交流励磁）ばかりでなく永久磁石（直流励磁）による方法もある。永久磁石による励磁法は，起電力を測定する電極と生

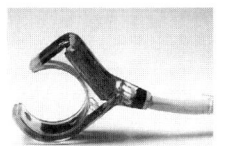 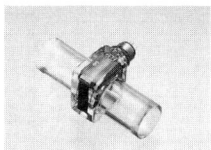 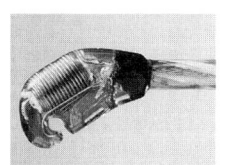

FR型（臨床用）
- 開口部が広く装着が容易
- 内径1～30 mm

FT型（人工心臓用）
- 内面が研磨されており血栓ができにくくなっている
- 出力コードとプローブをコネクタで接続

FI型（小動物用）
- 小型でコードも細く体外のコネクタにキャップが被せられる
- 内径0.3～3 mm

図1.9　電磁血流計用プローブの例（日本光電（株）カタログより）

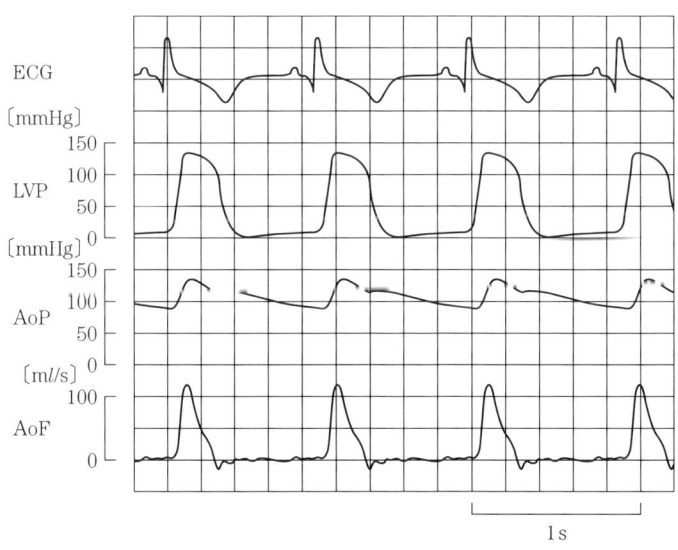

図1.10　動物で測定した大動脈の測定例［開胸犬の大動脈血流波形（AoF）とECG，LVP，AoPは心電図，左心室圧，大動脈圧の各波形］（堀川宗之：「医・生物学系のための電気・電子回路」，p.60，コロナ社(1997) 図2.38より転載）

体との接触面で生じる比較的大きな分極電圧と，血流波形信号である起電力との分離が非常に困難なので現在ではほとんど使用されていない。しかし，交流励磁方式にも避けがたい問題点がある。通常，コイルに交流電流（50 Hz～1 kHz）を流して磁界をつくる場合，電流波形として正弦波と方形波を使用する二つの励磁方法がある。コイルに流れる電流で鉄心に磁束を発生させて，その磁束を使用するのが目的であるが，その磁束自身によって再びコイルに起電力が発生する。これは電磁誘導による逆起電力で血流とは関係のない雑音成分である。この雑音は，発生の機序がトランスの作用に似ていることから変成器成分と呼ばれている。交流励磁ではこの変成器成分である雑音を除去する必要がある。変成器成分の除去には，励磁電流波形は方形波のほうが正弦波より容易である。一方，正弦波励磁と比較して方形波励磁では，広い周波数帯域の増幅器を必要とし，かつ 10 倍程度の磁束密度を必要とするなどの困難を伴う。

1.1.5　超音波ドップラ式血流計

　超音波血流計は電磁血流計のように血管を露出させることもなく，体表面あるいはカテーテル式の体腔内挿入による無侵襲な計測法である。超音波は可聴音（音声周波数帯域 16 Hz～20 kHz）以上の周波数領域の音波をいうが，血流測定や画像診断に使用される超音波周波数は約 1～10 MHz の帯域である。

　音は媒質を伝わる振動波である。一般に振動波の伝わり方は横波と縦波があるが，生体内の超音波の伝播は縦波が主体である。縦波は媒質の振動方向と振動の伝播方向が同じである。図 1.11 に示すように媒質の密度により圧力の高い部分と低い部分が交互に現れるので，粗密は圧力が振動する方向に形成される。すなわち，圧力（音圧）の進む方向に媒質の振動が一致する。この現象（縦波）を粗密波あるいは圧力波という。生体内の超音波の伝播速度は各組織の性質によって多少異なるが，肺胞（空気：20 ℃で 344 m/s）や骨（約 3 360 m/s）は例外として，大略 1 530 m/s である。

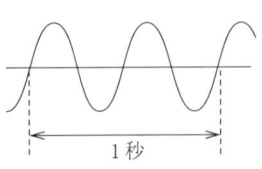

図 1.11　粗密波の伝播

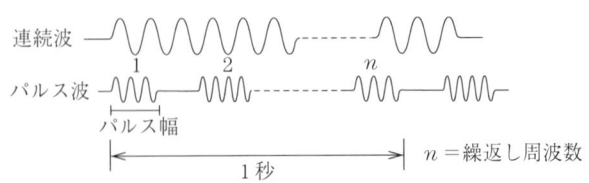

図 1.12　連続波とパルス波

1.1 血流測定

超音波には連続的に音を出す連続波と断続的に音を出すパルス波があり（**図 1.12**），連続波を使用する血流測定を連続波ドップラ法，パルス波を使用する血流測定をパルスドップラ法という。パルスドップラ法は，パルス幅やパルス繰返し周波数を適当に設定し，断層画像の描出と血流速度分布を重ね合わせて表示できる。いずれの場合も音響インピーダンス（組織の密度と超音波の伝播速度の積をいう）の異なる点（あるいは境界面）での反射波を測定する。血流計測では，血管内を流れている血球（主に赤血球）からの反射波を測定する。

ドップラ法は，移動する物体（血球）からの反射波がドップラ効果によって周波数が変化する現象を利用する。ドップラ効果は，J.C. Doppler（1842年）が理論的に証明した現象で，身近にはパトカーのサイレンが近づいて遠ざかる際に高い音から低い音に急変する現象として認識される。音波におけるドップラ効果は，**図 1.13** に見るように発音体（周波数 f_1）と観測体が同時に近づくとき，音速を c とすると観測周波数 f_2 は次式となる。

$$f_2 = f_1 \frac{c + v_2}{c - v_1} \tag{1.3}$$

この式を，**図 1.14** に示すような，固定プローブの送信周波数 f_1 を速度 v_2 の血球で受けたときの周波数 f_2 に適用すると次式となる。

$$f_2 = f_1 \frac{c + v_2}{c} \tag{1.4}$$

この速度 v_2 の血球で周波数偏移した反射波 f_2 をプローブで受信すると，受信周波数 f_3 は

$$f_3 = f_2 \frac{c}{c - v_2} = f_1 \frac{c + v_2}{c - v_2} \approx f_1 \left(1 + \frac{2v_2}{c}\right) \tag{1.5}$$

となる。したがって，プローブの送受信周波数の差（ドップラ偏移周波数）f_d は

$$f_d = f_3 - f_1 \approx f_1 \frac{2v_2}{c} \tag{1.6}$$

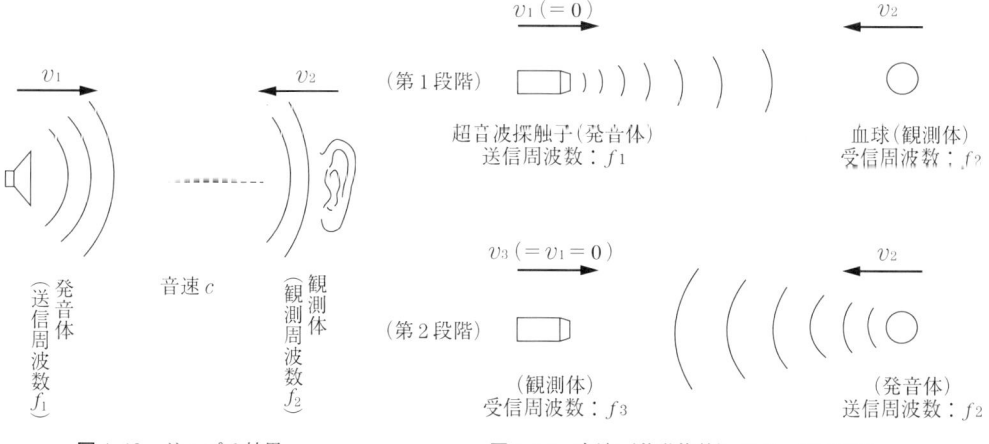

図 1.13　ドップラ効果　　　　図 1.14　血流（移動物体）のドップラ効果

となる。すなわち，ドップラ偏移周波数 f_d は血流速度 v_2 の2倍に比例する。

連続波ドップラ法は，プローブがペンシル形をしており，送信素子と受信素子の2個の振動子で構成されている（図 1.15）。振動子には圧電素子のチタン酸バリウムが主に使用されている。なお，圧電素子は交流電圧を加えるとその周波数で振動し，振動圧波が加わるとその振動波に比例した電圧を発生するという両方向性をもっている。さて，血流方向に対して振動波の入射角度が θ であれば，式 (1.6) は $f_d \cos\theta$ となる。この角度は 60° 以下でないと十分な精度が得られないといわれている。ドップラ信号の偏移周波数は一般にフーリエ解析を行って検出している。連続波ドップラは，連続波のために受信波が超音波伝播路（ビーム）上のどの深度からの反射によるものか判別がつかず，距離分解能をもたない。そのため，ビームの方向を指定するだけで血流の最高速度を簡単に検出できる。最近では無侵襲で体表皮上より連続ドップラ法で血流測定する専用のペンシル形プローブは使用されなくなり，パルスドップラ法による断層像に血流分布を重ねるカラードップラ法が主流となっている。現在では，連続ドップラ法は血流計測より胎児心拍聴診用プローブにもっぱら活用されている。

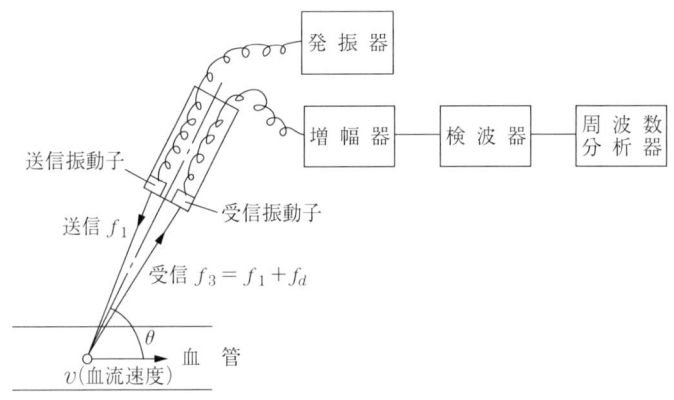

図 1.15　超音波ドップラ（連続波）の測定原理

パルスドップラ法は深さ方向の距離分解能をもち，送受信は一般に単一の送受信兼用振動子によって行われる。振動子は短いパルス状の超音波を送信したのち，つぎのパルス波送信までの間を利用して反射波を受信する（図 1.16）。パルス波送信から反射波受信までの時間は，振動子から反射体までの距離に対応するので，目標とする反射体からの反射信号を帰ってくる時間に合わせたゲートパルスで検出する。このゲートパルスの位置は自由に設定できるので，所望の位置のドップラ信号だけを検出することができる。この機能のより血管径方向の血流速度分布が測定できる。

超音波血流計は無侵襲計測の利点があり，連続ドップラ法ではビームを当てた血管の血流速度変化を，パルスドップラ法では血管断面のビームを当てた方向の速度分布をそれぞれ測

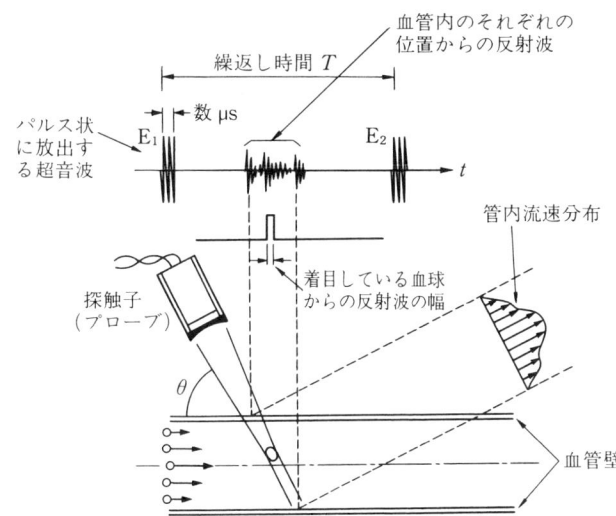

図 1.16　パルスドップラ法の測定原理

繰返し時間 T で超音波をパルス状（数 μs 幅）に発信し，受信した反射波を着目する時間内で周波数分析して，周波数変移量を各部の流速として表すと管内流速分布が得られる

定できるが，電磁血流計のように精度よく血流量を測定することはできない。

1.1.6　超音波トランジットタイム式血流計

この方式は超音波の伝播時間を測定して血流速度を求め，超音波ビームが管径全体を覆うことによって血流量を求める方法がある。図 1.17 に示すように，発信振動子から送信される超音波ビームが血管を透過し，反射板で反射して再び血管を透過して受信振動子で受信されたときの伝達時間（T）は次式で与えられる。

$$T = \frac{2d}{c \pm \bar{v} \cos \theta} \tag{1.7}$$

ただし，d：血管の半径，c：音速，$\bar{v}$：平均流速，θ：血流方向とビームの角度である。

ビーム幅を血管径よりも広くすれば，血管全体の平均流速に比例した伝達時間の変化が得

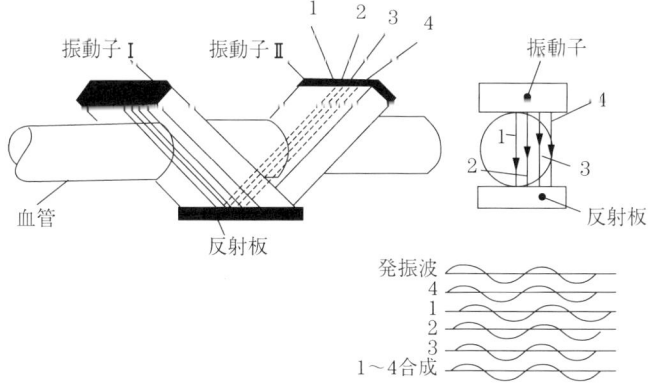

振動子Ⅰで送信し，振動子Ⅱで受信して伝播時間を測定する。つぎに振動子Ⅰ,Ⅱの送受信の役割を交代して同様に伝播時間を測定し，両者の伝播時間差を求める。具体的には両者の位相差を測定する

図 1.17　超音波トランジットタイム（伝播時間差）式血流計の原理

られる．送受信の役割を二つの振動子が交互に換えて，すなわちビームの伝達方向を上流向きと下流向きに切り換えて伝達時間の差（ΔT）をとれば，血流速の平均値は次式となる．

$$\bar{v} \approx \frac{c^2 \Delta T}{2D \cos \theta} \tag{1.8}$$

この式の時間差（ΔT）は送受信波の位相差から求められる．

この測定法は，プローブが血管軸方向に長くなるので，適用部位が限定される．そこで，実際の測定では上行大動脈・肺動脈・門脈・肝動脈・腎動脈などに適した多様なプローブが必要になる．また，超音波ドップラ血流計と異なり，血管を露出させてプローブを装着しなければならないので，電磁血流計と同様に侵襲が大きい測定法である．しかし，血管とプローブの径が一致しなくてもよい，血管への装着が容易で，簡単に定量測定ができる，などの特徴がある．装置の概要を図 1.18 に示す．この装置は 7 種類のプローブを備えており，電磁血流計に匹敵するような多くの寸法の形状をもっている．

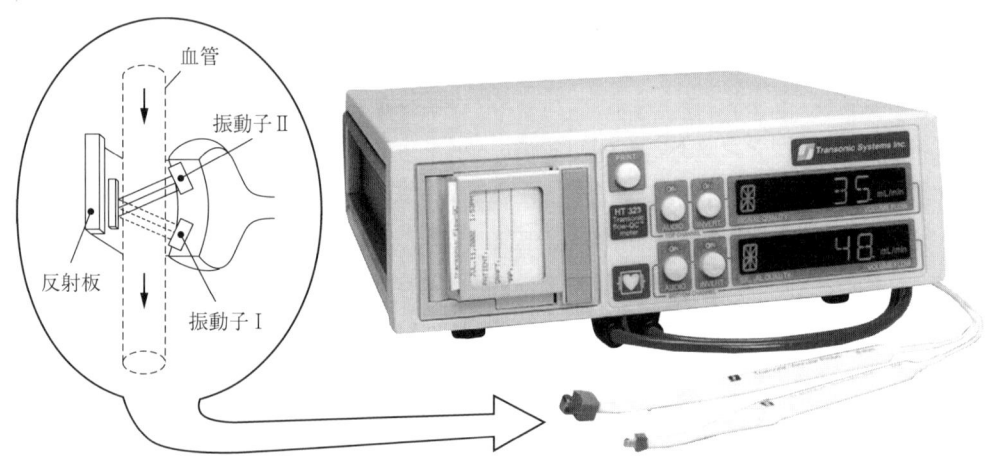

図 1.18　超音波トラジットタイム式血流計の装置
（日本光電（株）カタログより）

1.2　観血血圧測定

血圧は心臓の収縮によって拍出された血液が，それを受け取る動静脈血管内で発生する圧力で，心臓の収縮力，拍出血流量，動脈の伸縮性，内径などの要因によって変化する．また動脈内圧，毛細血管内圧，静脈内圧などの血管内圧であるから，それぞれの部位によって血圧値は大きく異なる．

血圧測定は非観血式と観血式があり，非観血式の代表例が上腕動脈部のカフ圧迫によるコロトコフ音聴診法である．この方式からオシロメトリック法が発展して自動血圧計が開発さ

れ，病院内ばかりでなく，一般家庭の健康機器として広く普及している。観血式は血管の中にカテーテルを挿入し，これを介して血圧トランスデューサによって血圧を測定しようとする方法で，手術中の血圧モニタや手術後の集中治療で連続的にモニタをするのに有効である。また，心臓内の各部位の血圧や血流の状態を検査する心臓カテーテル検査にも使用される。

観血血圧計（**図 1.19**）の基本構成は，生理食塩液で満たされたカテーテルと圧力センサからなる。カテーテルの開放端を心室や血管内に導入すると，圧力変化は導管系を伝播して圧力センサの受圧膜に伝達される（**図 1.20**（a））。そのとき受圧膜に半導体ゲージを蒸着するとか，絶縁材を介してゲージを結合して膜の変位を検出する。カテーテル内の液体が非圧縮性で，カテーテルおよび受圧膜の弾性，カテーテル内の液の慣性や液の移動における粘性抵抗などによって圧力の伝達が決まる。カテーテル（長さ l，半径 r）の性質と受圧部の弾性（弾性率 k_m）によって受圧膜で容量変化（V）が生じる。すなわち，ある容量の粘性流体（粘性率 η）が，カテーテル先端に圧力（$P(t)$）が加わったことで，カテーテル管内を移動するという機械的モデル（図 1.20（b））が考えられ，その際の運動方程式はつぎのようになる。

$$P(t) = m\frac{d^2V}{dt^2} + r_m\frac{dV}{dt} + k_m V \tag{1.9}$$

ここで，m（導管内の全液体の質量）$= \rho l/\pi r^2$，r_m（粘性抵抗）$= 8\eta l/\pi r^4$，k_m はカテーテルと受圧膜の体積弾性率でコンプライアンス c_m の逆数である（$k_m = 1/c_m$）。

式（1.9）を図 1.20（c）の電気等価回路で表現すれば次式となる。

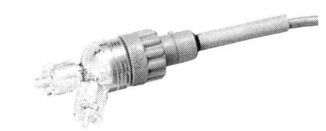

図 1.19 カテーテル観血血圧計の例
（日本光電（株）カタログより）

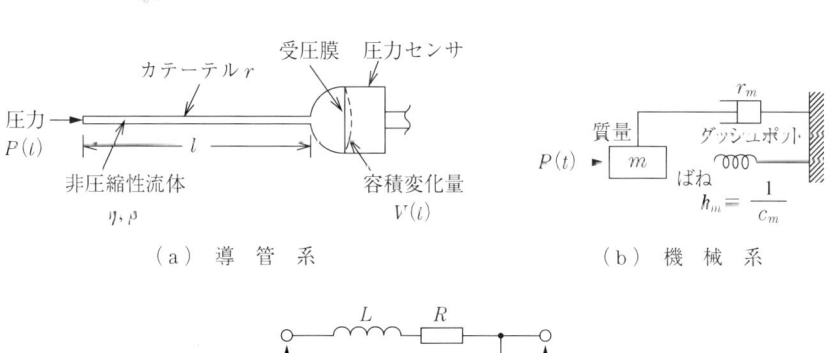

（a）導管系　　（b）機械系

（c）電気系

図 1.20 カテーテル圧検出の単純化モデル

$$e(t) = L\frac{d^2q}{dt^2} + R\frac{dq}{dt} + \frac{1}{C}q \tag{1.10}$$

すなわち，機械系と電気系には表1.1のような対応があるといえる。この式(1.9)および式(1.10)から固有角周波数 ω_c は次式のように求められる。

$$\omega_c = \sqrt{\frac{k_m}{m}} = \frac{1}{\sqrt{LC}} \tag{1.11}$$

$\omega_c = 2\pi f_c$ であるから，f_c はフィルタの遮断周波数であり，機械系や電気系では固有周波数あるいは共振周波数と呼んでいる。この固有周波数や共振周波数は式(1.11)のように m や k_m，あるいは L や C で決まるが，この周波数 f_c の近傍の周波数特性は次式に示す制動係数（機械系）あるいは減衰係数（電気系）といわれる ξ によって変化する。

$$\xi = \frac{r_m}{2\sqrt{mk_m}} = \frac{R}{2}\sqrt{\frac{C}{L}} \tag{1.12}$$

この制動係数（減衰係数）によって，図1.21に示すように，圧力変化や電圧変化に対して周波数特性が低域通過フィルタとして変化することがよくわかる。

ξ や f_c を求めるには，カテーテルの先端にシリンジなどで圧力を加えた後，瞬時に大気圧に戻すと圧力センサの出力に図1.22のような自由振動波形が得られる。導管系の運動方程式による伝達関数から

$$\xi = \sqrt{\frac{(\ln \alpha)^2}{\pi^2 + (\ln \alpha)^2}}, \quad f_c = \frac{1}{\sqrt{1-\xi^2}}\frac{1}{T} \ \text{[Hz]} \tag{1.13}$$

表1.1 電気系と機械系の定数対比

電　気　系	機　械　系
電荷 q	変位 x
電流 $i = dq/dt$	速度 dx/dt
電圧 v	力 f
抵抗 R $v = R \cdot (dq/dt)$	機械抵抗 r_m $f = r_m \cdot (dx/dt)$ ダッシュポット
静電容量 C $v = (1/C) \cdot q$	コンプライアンス c_m （弾性率 $= k_m = 1/c_m$） $f = (1/C_m) \cdot x$ ばね
インダクタンス L $v = L \cdot (d^2q/dt^2)$	質量 m $f = m \cdot (d^2x/dt^2)$ 重量

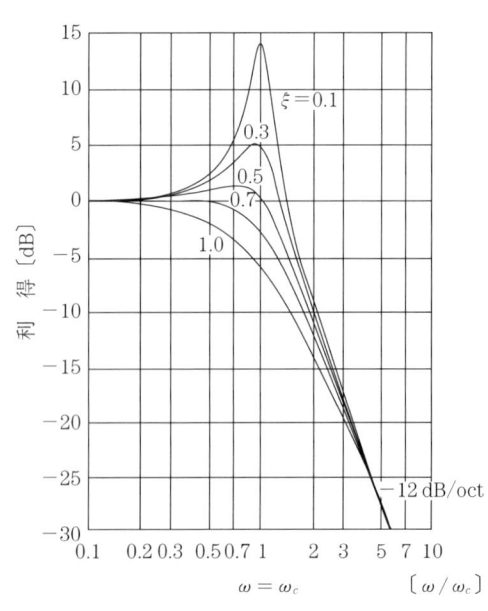

図1.21 制動係数と周波数特性

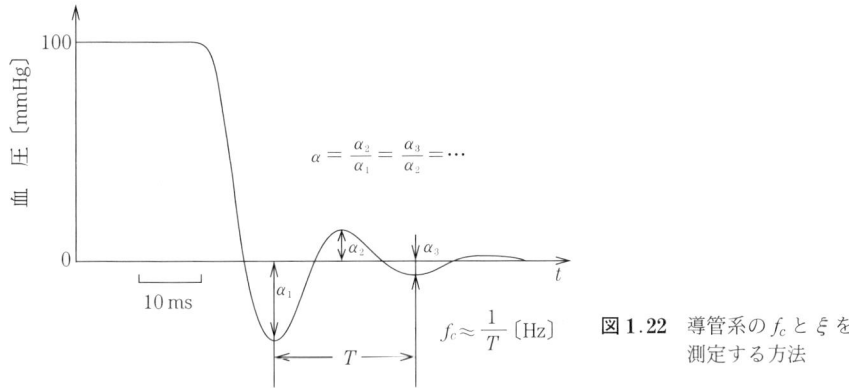

図 1.22　導管系の f_c と ξ を測定する方法

が成り立つので，これらの値は図の波形から具体的に求められる。なお，ξ が十分に小さいときは $f_c \approx 1/T$ [Hz] としても事実上支障はない。

具体的に圧力を検出するには受圧膜に絶縁体を介して半導体ひずみゲージをひずませ，そのゲージで不平衡型ブリッジ回路を構成し，不平衡出力を増幅して圧力と比例した電気信号を得ている（**図 1.23**）。ブリッジ回路は，本来ブリッジの 1 辺の抵抗値を調節して未知の抵抗値を測定する平衡ブリッジ法（出力を零電位とする）とするホイートストンブリッジ（Wheatston bridge）回路であるが，一方ブリッジの不平衡により発生する出力電圧を測定して未知の抵抗値を知る不平衡ブリッジ法もある（**図 1.24**）。

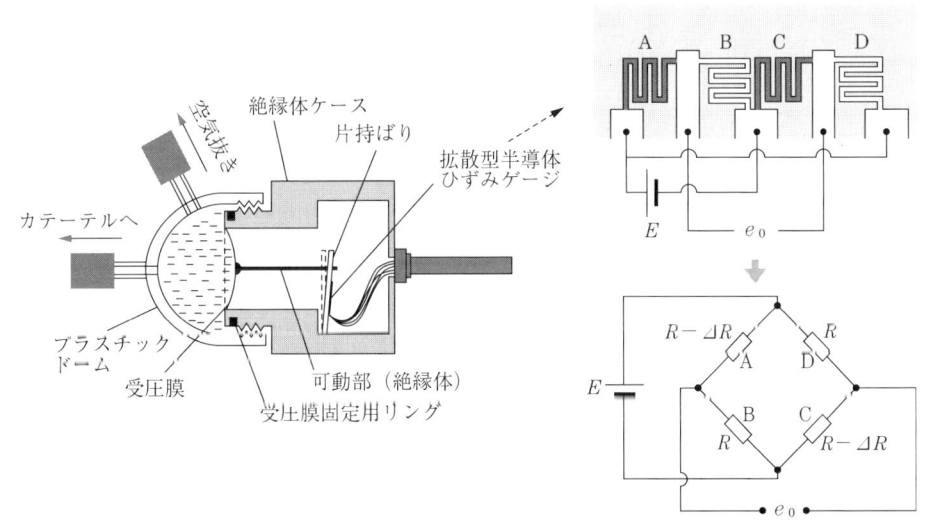

図 1.23　圧力測定の方法

図 1.24（a）の回路において，R_3 をトランスデューサによって変化する抵抗とし，その変化量を ΔR とする。初期条件では $\Delta R = 0$ なので，$R_1 = R_2 = R_3 = R_4 = R$ になり，平衡を保っていて C-D 間の電位差 $e_0 = 0$ であるが，トランスデューサによって R_3 が ΔR だけ変化す

1. 血液循環

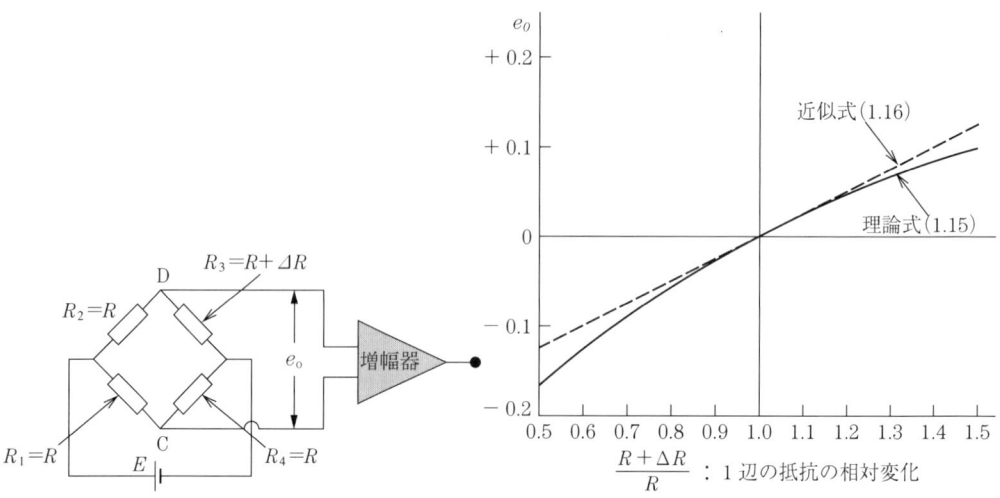

（a）不平衡ブリッジ測定回路　　　（b）ブリッジの1辺の抵抗のみが変化する場合の誤差

図1.24 不平衡ブリッジ回路と測定誤差

ると，e_0 は次式となる。

$$e_0 = \frac{R}{2R}E - \frac{R}{2R+\Delta R}E \tag{1.14}$$

この式は

$$e_0 = \frac{E}{2}\left(1 - \frac{1}{1+\frac{\Delta R}{2R}}\right)$$

となり，この式を二項定理で展開すると

$$e_0 = \frac{E}{2}\left[1 - \left\{1 - \frac{\Delta R}{2R} + \left(\frac{\Delta R}{2R}\right)^2 - \left(\frac{\Delta R}{2R}\right)^3 + \cdots\right\}\right] \tag{1.15}$$

となる。ここで，抵抗の変化 ΔR が R に比べて非常に小さい場合には，式(1.15)は近似的に

$$e_0 \approx 0.25E\frac{\Delta R}{R} \tag{1.16}$$

と表せる。すなわち，$\Delta R/R$ が非常に小さければ，e_0 は ΔR に比例する。しかし，図1.24（b）に示すように式(1.16)の誤差は，$-0.1<\Delta R/R<0.1$ の範囲で，真値を表す式(1.15)に対して±5％になる。図1.23のブリッジ回路のように2辺が圧に対して等しい変化（ΔR）をする場合には

$$e_0 \approx \frac{\Delta R}{2R}E = 0.5\frac{\Delta R}{R}E \tag{1.17}$$

となり，同じ圧力変化に対しては感度がよくなり，誤差も小さくなる。なお，ブリッジの4

辺が同じひずみ率のゲージであれば $e_0=E\varDelta R/R$ となり，誤差がなくなる。

カテーテルによる血圧測定では，外径が1〜4 mm 程度の血管径より十分細い中空の適度な弾性と抗血栓性をもったカテーテルを使用する。カテーテル開口部が血流に向かった方向に位置するか同一方向かによって，測定される血圧波形が異なる（図1.25）。動脈系のように圧変動が大きい場合には，特に挿入の向きは血流方向（v）に対向しないと誤差が大きくなる。右室カテーテル法による肺動脈圧の測定のように，大腿部静脈部からカテーテルを挿入するので，やむを得ずカテーテル開口方向と血流が同じ方向になる場合もある。

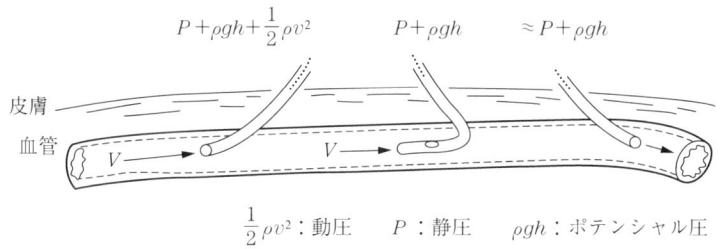

$\frac{1}{2}\rho v^2$：動圧　　P：静圧　　ρgh：ポテンシャル圧

図1.25 カテーテル挿入の向きと圧力

血圧波形を忠実に記録するには，f_c を血圧波形に含まれる周波数（DC〜約30 Hz）以上にして周波数特性上の平たんな範囲を広くすればよい。それには，式 (1.9) から m を小さく（すなわちカテーテルを短く，太くする），k_m を大きくすることである。k_m を大きくする具体的な方法は，小さな受圧膜で高感度の圧力センサと硬いカテーテルを使用することである。現在，臨床的には，このような要求に対応する装置が提供されている。

しかし，その性能を十分に発揮するには，つぎの2点に留意することが大切である。その一つは，液体内の気泡の混入を防ぐことである。気泡が混入すると，気体の圧縮性のために実質的に k_m を小さくして固有振動周波数を低下させる。そのためにカテーテルおよびドーム内の脱気が大切であるが，それを可能にするには熟練した手技が要求される。熟練者は 30 Hz までの周波数特性を容易に短時間で確保できるが，初心者では 20 Hz に到達するのさえたいへんな作業である。留意点のもう一つは心臓の位置と血圧計（トランスデューサ）の設定位置が一致することである（図1.26）。カテーテル先端には静圧（P），動圧（$\rho v^2/2$），ポテンシャル圧（ρgh）が加わる。ρgh は重力によるポテンシャル圧力で，心臓と測定位置とに高低差（$\varDelta h$）があると，圧力差（$\varDelta P$）は次式となる。

$$\varDelta P [\text{mmHg}] = 1.055 \times \frac{\varDelta h [\text{mm}]}{13.6} \qquad (1.18)$$

ただし，13.6 は水銀の比重，1.055 は全血比重（男子の例）である。この式は，高低差が 10 cm あれば約 7.8 mmHg の誤差が生じることを表している。

観血血圧計は，トランスデューサや専用の機器を必要とし，かつ手技も比較的面倒である

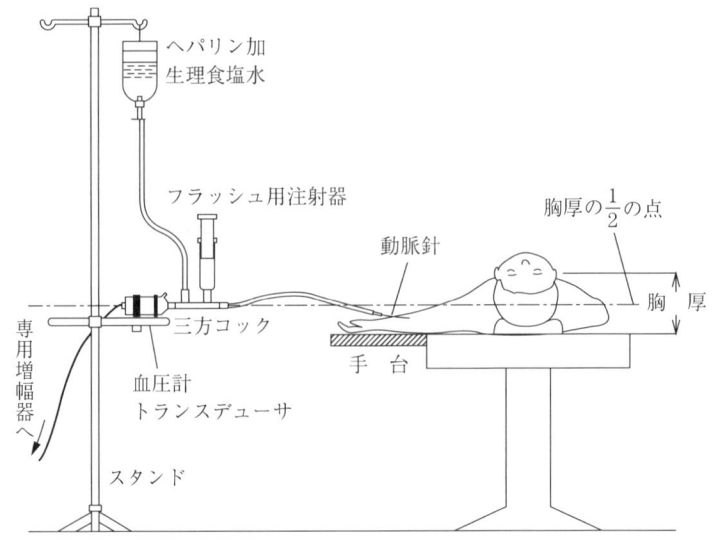

図1.26 血圧計トランスジューサの設置法(桜井靖久 監修, 渡辺 敏 編集：「血圧計・心拍出量計・血流計」(ME 早わかり Q&A 3), p.54, 南江堂(1990) 図35 より転載)

が, およそ $-50 \sim +300$ mmHg 範囲の動脈圧, 静脈圧, 心内圧などを, 血圧値や血圧波形として連続測定し, 手術中や手術後の集中治療室でモニタ用として有効に活用されている (図1.27)。

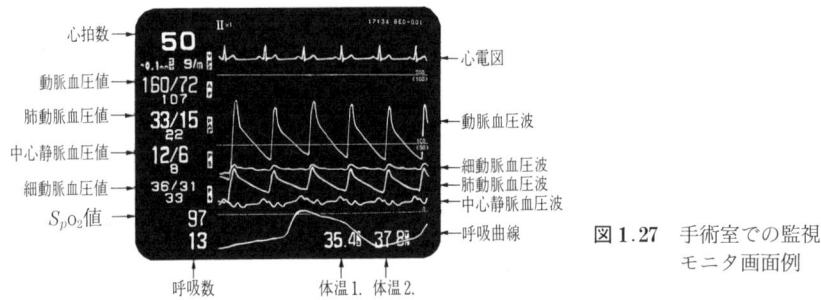

図1.27 手術室での監視モニタ画面例

1.3 脈波伝播と動脈硬化

心臓から間欠的に血液を大動脈に流入するが, 血液はそのまますぐに末梢の毛細血管まで到達するのでなく, 弾性に富む大動脈を膨張させて一時的に血液を貯え, その際に上昇した血圧を原動力として貯えられた血液を末梢に押し出す。すなわち, 収縮期に心臓から断続的に拍出された血液の一部が弾性繊維の伸びによって貯えられ, 拡張期には弾性繊維が受動的に縮んで貯えた血液を連続的な脈流として末梢に送り出すと考えられる。この現象は, 図1.28(a)に示すような昔から使われている手押しポンプの働きによく似ている。ポンプの

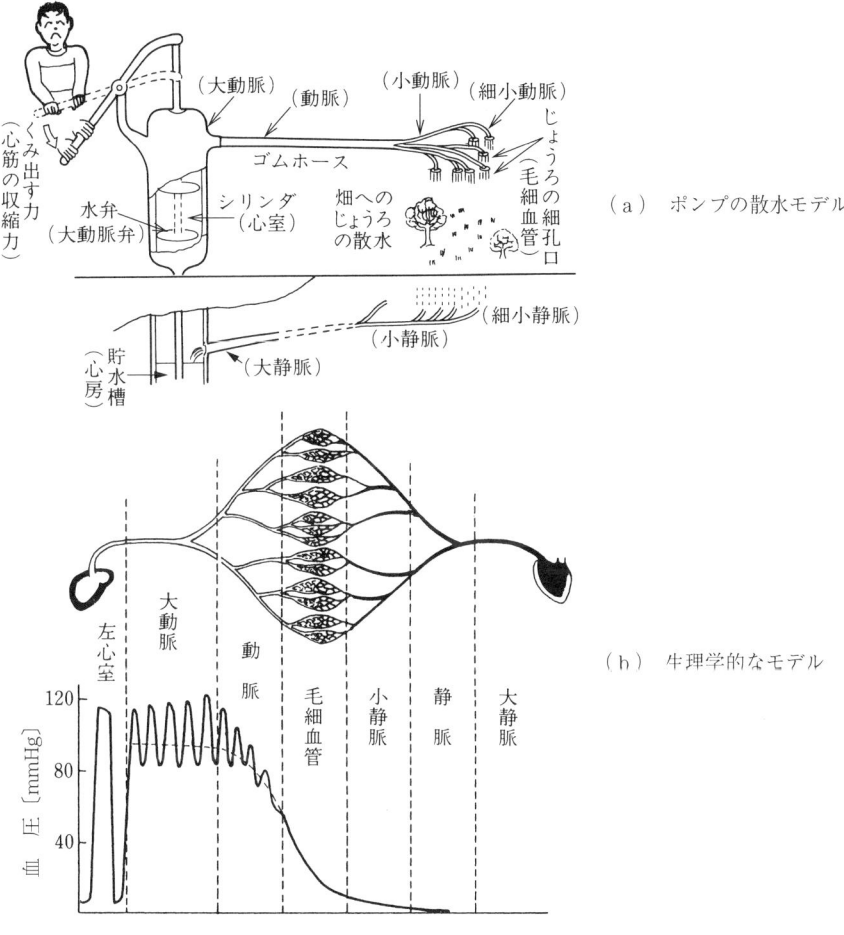

図 1.28　心臓のポンプ機能と血圧モデル

ピストン往復運動では断続流しか得られないが，空気室の圧縮・膨張の作用でホースからは脈流が出る。この考え方を心臓の負荷としての体循環に適用すると，大動脈の柔らかさを表すコンプライアンス（C：弾性率の逆数）と抵抗血管といわれる小動脈を主とする末梢抵抗（R）で構成する単純な電気的等価回路モデルで表せる（**図 1.29**）。

このモデルは古くからウィンドケッセル（windkessel，独語で空気室の意味）理論として広く応用されてきた。心臓と大動脈弁をそれぞれ電流源とダイオードに置き換え，心臓の

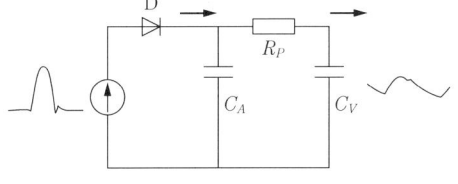

電気的等価回路と整流作用

図 1.29　ウィンドケッセル理論

負荷を C, R の集中定数で示すこのモデルは，断続的な左室拍出矩形波血流の平滑化（整流作用）をよく表現している。しかし，血管径が徐々に小さくなっていくのと，血管の弾性が連続して末梢につながっていることから，大動脈での血管弾性による脈圧は急激に減少することなく細動脈へと伝播する（図1.28(b)）。この現象は，心臓から拍出された血液が血管を「こぶ」状に拡張させてその部位の内圧を高め，つぎにこの「こぶ」は弾性的に収縮してすぐ隣の管節を「こぶ」状に拡張する，というように内圧と管径の変化が一定の速度で管に沿って末梢まで伝播していく。「こぶ」を形成する圧波の移動（圧波伝播）と血液の流れとは別である。大動脈基始部でできた「こぶ」は，つぎの「こぶ」に押されて血液が移動するが，新しい「こぶ」の脈派は管壁を伝わって末梢の「こぶ」の血液を移動させて目的の毛細管へと流入させる働きをする。すなわち，血液は「こぶ」の玉突きのごとき現象で移動すると考えられるので，脈波の伝播速度は大きいが血流速度は小さい。実際に圧脈波の伝播速度は 5～9 m/s 程度であるが，血流はおよそ 0.5 m/s である。この現象は電圧の伝播と電流の関係によく似ている。壁面のスイッチを入れると電灯はすぐに発光するが，実際にはスイッチ"入り"で送電している源からの電圧が即座に伝達されて，電灯の近くにある電子を移動させて電流が発生する。この現象で電灯は素早く点灯する仕組みとなっている。電圧（電界）の伝播速度は光の速さ 3×10^{10} cm/s と同じであるが，銅線内の電流速度（電子の移動）は 74 μm/s と意外に小さい。

圧脈波の伝播速度 (v) は動脈の管径 (D)，弾性率 (E)，管壁の厚さ (h)，血液の密度 (ρ) などによって決まるが，近似的につぎに示すメーンズ・コルテヴェークの式で表せる。

$$v = \sqrt{\frac{E \cdot h}{\rho \cdot D}} \tag{1.19}$$

この式で，ρ は一定と考えられ，h/D は解剖学的に細い血管より大動脈で小さい。血管の硬さと $E \cdot h/D$ はよく対応するといわれ，E や h が大きいほど脈波伝播速度（pulse wave velocity, PWV）v は増大するので，PWV は動脈硬化をそのまま表すと考えられる。

脈波伝播速度（PWV）から動脈硬化度を測定しようという試みは数十年にわたって研究が続けられ臨床応用に挑戦してきたが，期待するような成果が得られていなかった。具体的には，上腕動脈と指先動脈での脈波の伝達時間差を測定して，この2点間の距離から PWV を算出し，臨床的な関連を求めてきた。しかし，式(1.19) は血管弾性率による速度は求まるが，動脈圧依存性を無視しているので，大動脈部のわずかな波形変化による速度変化とか，末梢に行くほど最高圧が上昇し，圧波形の立上りが急峻（きゅうしゅん）になるなどの点で，動脈圧値の影響を無視できないのではないかといわれる。したがって，従来の上腕部と指先での脈波の時間差を測定して PWV を求める方法は，測定距離が短かったとか血圧値の影響の排除が十分でなかったとかの問題があったように思われる。

最近，これらの問題を克服しようとして開発された装置が発表されている。測定法は図 **1.30** に示すように，両上腕部と両足首でオシロメトリック法による脈波と血圧を同時に測定する。その測定値から，上腕部と足首間の脈波伝播速度（brachial-ankle PWV，baPWV）と上腕最高血圧に対する足首最高血圧比（ankle brachial index，ABI）を求める。

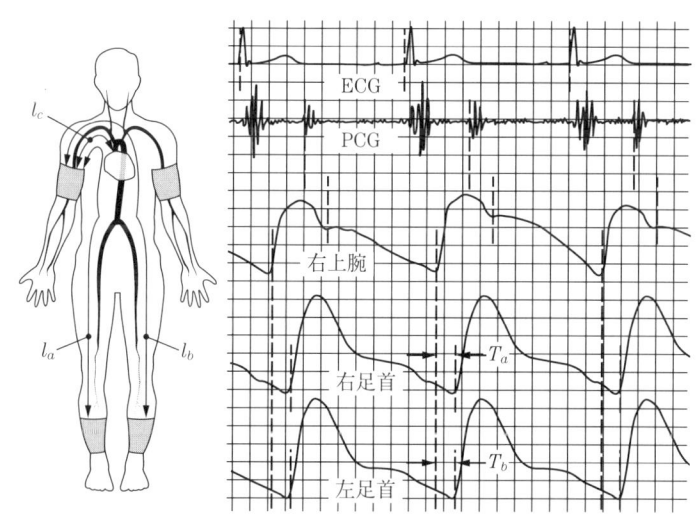

両上腕部・両足首部の血圧，脈波を同時測定する

図 1.30 脈波伝播速度測定法（日本コーリン（株）カタログより）

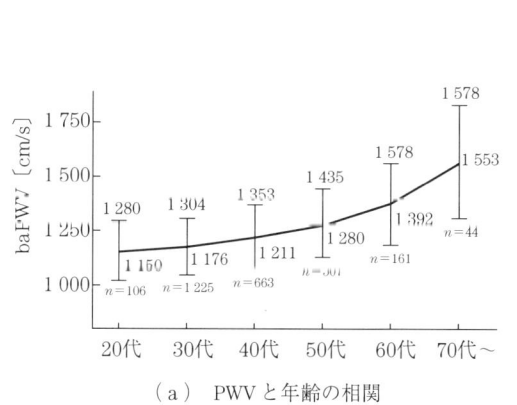

（a） PWVと年齢の相関

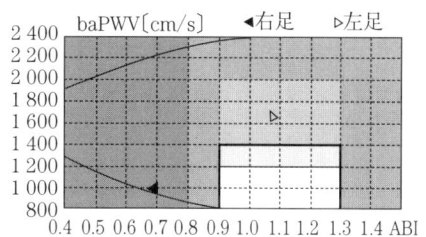

評価基準

白色領域は正常範囲

ABI ≦ 0.9　　　動脈閉塞の疑いがある
ABI ≦ 0.8　　　動脈閉塞の可能性が高い
0.5 ＜ ABI ≦ 0.8　動脈閉塞が1箇所はある
ABI ≦ 0.5　　　動脈閉塞が複数箇所ある

（b） PWVとABIの相関およびその評価基準

図 1.31 血圧・脈波検査の成績（日本コーリン（株）販売試料より）

$$\mathrm{baPWV} = \frac{l_a - l_c}{T_a} \quad \text{あるいは} \quad \frac{l_b - l_c}{T_b} \tag{1.20}$$

$$\mathrm{ABI} = \frac{\text{足首最高血圧}}{\text{上腕最高血圧(左右高いほう)}} \tag{1.21}$$

このようにして得られた多数の症例から，図 1.31（a），（b）に示す baPWV と年齢，baPWV と ABI の相関を検証して，その成果を臨床に応用している。

2. 呼吸の作用

2.1 呼吸機能

　ひとは空気を鼻口腔から吸入して肺胞でガス交換を行う呼吸器が呼吸機能をつかさどっている。呼吸機能には，換気・分布・拡散の三つの機能がある。換気とは気管から23もの分枝をしている大小気管支（直径13～22 mmの気管から0.1 mmの肺胞道）の流出入のことを，分布とは肺胞道からの吸入気が肺胞に均等に流入することを，拡散とは肺胞膜を通して血液とのガス交換をすることを意味している（図2.1）。

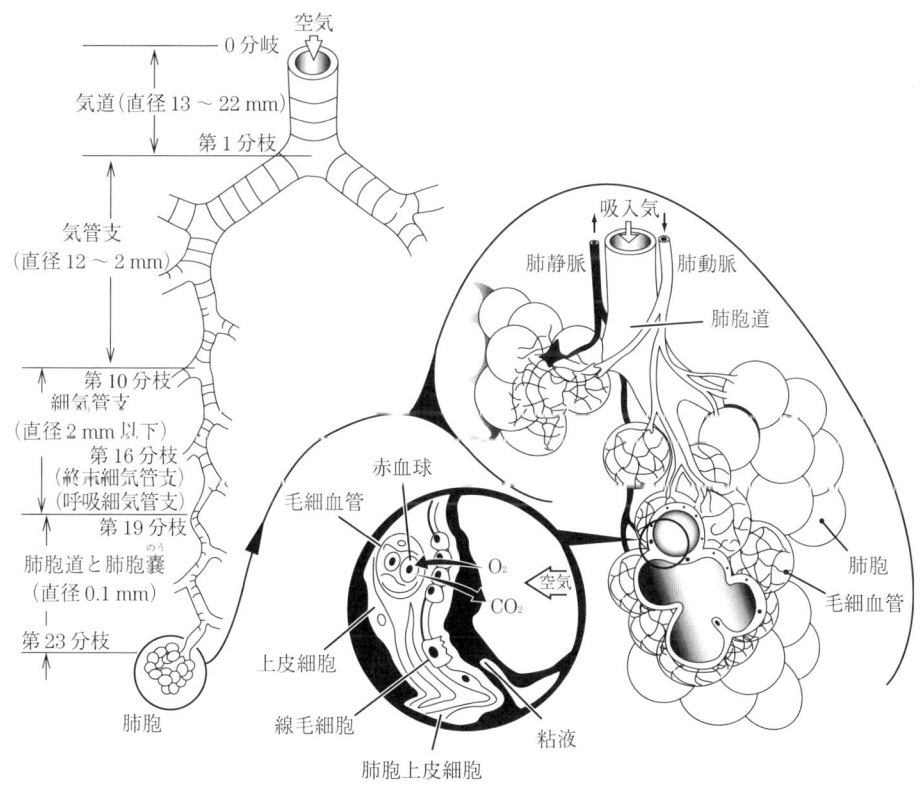

図2.1　肺機能の構造

2.1.1 換　　気

　安静時，1回の呼吸によって肺に出入する空気の量は400〜500 ml 前後であるが，鼻から肺胞に行きつくまでの軌道の容積はガス交換にまったく関係のない部分が約150 mm$l$ ある。これを死腔量という。成人の安静時呼吸数は1分間に16回程度であるから，死腔量を除いた実質的な分時換気量は約4〜6 l である。吸気は，外肋間筋が肋骨を引き上げるとともに横隔膜が収縮して腹腔側へ下げることで胸腔を拡大させ，そのことで胸腔内圧が低下して陰圧となり，拡張した肺に吸気が流入する。呼気は，吸気とは逆の行程によって空気が排出される。このような仕組みによって自然呼吸は行われている（図2.2）。主に横隔膜の運動による呼吸を腹式呼吸，肋間筋の働きによる呼吸を胸式呼吸といっている。肺には機能的残気量（努力性呼吸によって変動する予備吸気量と肺の弾力性によって決まる残気量の和）が約2.5 l もあるので実質的な1回換気効率は14〜15％程度である。そこで，活動したり運動したりするときは努力性呼吸や呼吸回数の増加で必要な換気量をまかなっている。

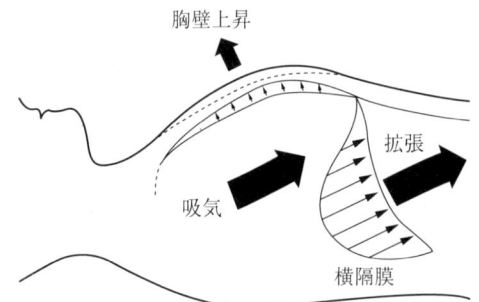

図2.2　自然呼吸（呼気時相）の胸腔内変動

　健康人の細気管支の全面積は気管の断面積の約100倍，肺胞に入るところでの肺胞管全面積は気管の約5 000倍といわれている。気道抵抗（R）は，ポアジュイユ（Poiseuille）の法則から，円筒モデルでの気流抵抗を適応すると次式となる。なお，L は管の長さ，μ は気体の粘性，r は円筒の半径である。

$$R = \frac{8\mu L}{\pi r^4} \tag{2.1}$$

この式は，通常非圧縮性粘性液体の層流に適応される円管の流体抵抗であるが，流速が音速に比べて非常に小さい場合には液体と同様に気体にも適応できる。最大強制呼出時の1秒量を5 l とすれば気流速度は約10 m/s，また，強い咳をしたときでも時速約100 kmといわれているから気流速度は30 m/s 程度であり，音速の約353 m/s（37℃）に比べて非常に小さい。したがって，式（2.1）は気管や気管支の抵抗評価に利用できる。そこで気管の抵抗値と総肺胞管抵抗（各肺胞管抵抗の5 000倍）の値を式（2.1）で求めると大略同じような抵抗値となる。このことは，気道から肺胞まで均等な気流抵抗の分布を示しており（電気的には一

様に分布した分布定数回路で表現できる），効率のよい換気が行われていることを想像させる。

2.1.2 分　　　布

分布は肺胞に空気が均等に入るかどうかを意味している。気道の終末に位置する肺胞はブドウの実を付けた房（ふさ）のごとくにつらなっている。肺胞は平滑筋がないのでそれ自身で膨張，収縮することはないが，弾力性をもっているので気道壁の平滑筋で空気の出入調節が行われる。肺胞がブドウの"ふさ"と異なるのは，肺胞の壁どうしがつながっていて凹凸のある部屋のようになっている。これは吸入した空気が肺に均等に分布することに役立っている。もし，肺胞どうしのしきり（凹凸）がなくなって空洞化すると，肺は弾力性を失って空気の吸入と分布が不十分となり，肺気腫の状態となる。気道の狭窄や閉塞があるとその肺内での分布は不均等となり，さらに肺の弾性が不均一であれば吸入ガス分布は均等でなくなる。

成人で一つの肺胞の直径が220〜300 μm，肺胞総数は両肺で3〜6億個と推定されている。呼吸面に当たる肺胞面積は呼気時で30〜50 m²，深呼吸時で100 m² にも達するといわれ，ちょうどテニスコートの1/3の面積に匹敵するほどの広さである。

2.1.3 拡　　　散

肺胞の表面にはマスクメロンのように毛細血管が網目のごとく取り囲んでおり，1個の肺胞を囲む毛細血管の数は2 000本にも及び，その毛細血管の総容積は100〜200 ml になるといわれている。肺胞膜の厚さは0.07〜0.5 μm で，それに接する毛細管膜の厚さが0.04〜0.2 μm であるから，空気と血液は 1 μm 以下の厚さで接していることになる（**図 2.3**）。

肺胞内の気体成分は，死腔量の影響で吸気時に大気の酸素（O_2）分圧ではなく，酸素が希釈されて小さくなり，二酸化炭素（炭酸ガス：CO_2）も残留する。静脈血液中も放出したい CO_2 と吸入したい O_2 の分圧を相当に含んでいる（**表 2.1**）。この状態で効率よくガス交

表 2.1　肺胞と血流部位のガス分圧
〔単位；mmHg〕

	O_2 分圧	CO_2 分圧
肺　胞　気	100	40
肺動脈の静脈血	40	46
肺静脈の動脈血	97	40
組　　　　織	0〜40	50〜60

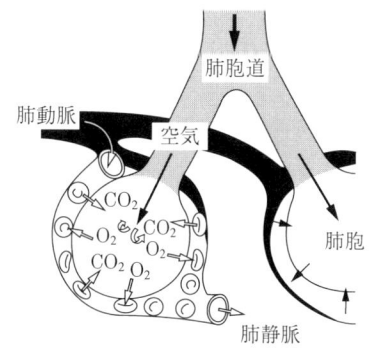

図 2.3　肺胞と毛細血管との間のガス交換

換が行われるのは，肺胞膜と毛細管膜の厚さが併せて1μm以下と薄いばかりでなく，1.1.1項の図1.4で述べたように，赤血球がそれより小さい毛細管を通過する際は極端に変形して管壁に密着して流れることに大いに関係する。管壁での速度がゼロでないことも効率を高めるのに役立っている。

赤血球のガス交換過程はつぎのようになる。高分圧（約45 mmHg）のCO_2と低分圧（約40 mmHg）のO_2を含む肺動脈血が肺胞壁に接し，高分圧のCO_2が低分圧（約40 mmHg）の肺胞内に拡散する。また，肺胞内はO_2が高分圧（約100 mmHg）なので低分圧の血液中に拡散する。O_2を多く含んだ肺静脈の動脈血（約97 mmHg）が各組織に流出していく。このようにして拡散が行われる。

2.2　力学的インピーダンス測定

2.2.1　自然呼吸と呼吸インピーダンス

自然呼吸における呼吸運動が横隔膜と呼吸筋の収縮・弛緩によって駆動されていることは図2.2で検討した。すなわち，この駆動力は胸郭組織と肺組織を介して胸腔内圧に伝えられ，胸腔内圧が大気圧に対して陰圧，陽圧になるのに伴って肺胞が伸縮し，ガスが気道を出入して換気が行われる。呼吸器系の物理的特性を知るには，この系の各物理量を電気系に置き換えて，それを電気的等価回路で考えると理解しやすい。

空気を流入させる圧力（P）によって気流量が生じ，換気量（肺気量 V）を得る。換気機能の要素は，次式で表すように，気道内の気流摩擦抵抗・肺組織や胸郭の変形による粘性抵抗（R），肺・胸郭の弾性収縮力によるコンプライアンス（C），移動物質の慣性によるインダクタンス（L）の三つである。

$$R=\frac{P}{\dot{V}}\;[\mathrm{cmH_2O}/(l/\mathrm{s})], \quad C=\frac{\Delta V}{\Delta P}\;[l/\mathrm{cmH_2O}], \quad L=\frac{P}{\ddot{V}}\;[\mathrm{cmH_2O}/(l/\mathrm{s^2})] \tag{2.2}$$

ここで，$\dot{V}=dV/dt$，$\ddot{V}=d\dot{V}/dt$ である。R，C，L の各要素は表1.1と同様に，（気流速度が遅いので）気体も液体と同じに扱える。

駆動力を起電力（$\dot{E}$）で表すと，式(2.2)および表1.1の関係から，呼吸器系の電気的等価回路は図2.4（a）のようになる。さらに簡素化すると図(b)で表せる。すなわち，呼吸器系は R，C，L の直列共振回路となる。なお，この回路で起電力が胸郭内にあるのは，自然呼吸の駆動源があくまでも横隔膜と呼吸筋の収縮・弛緩であることを示している。

具体的に呼吸インピーダンスを測定する方法は図2.5（a）に示す。ノーズクリップで鼻を閉じた被験者に，マウスピースを介して振動源であるスピーカに対向し，そのスピーカ内

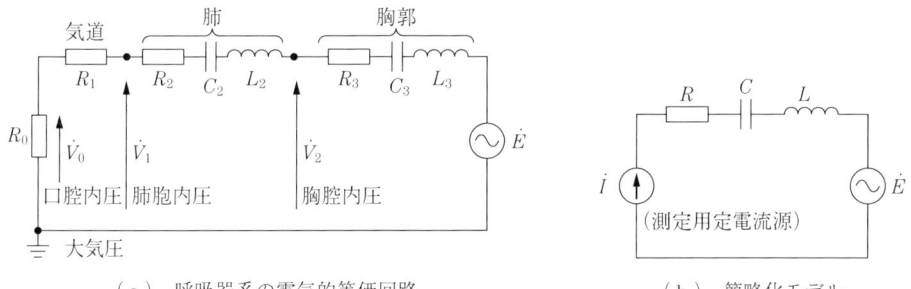

(a) 呼吸器系の電気的等価回路

(b) 簡略化モデル

図 2.4 呼吸器系の電気的等価回路

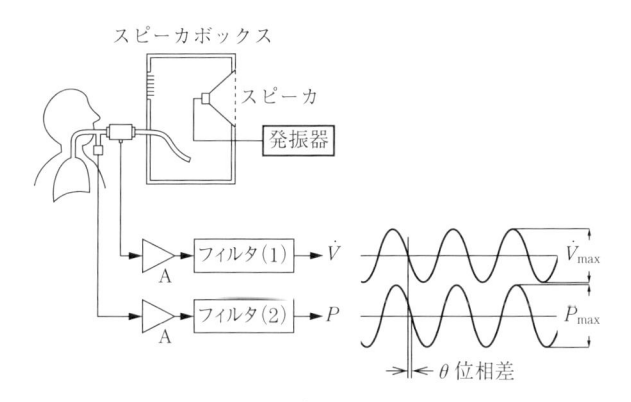

(a) 呼吸インピーダンスの測定方法

(b) 呼吸インピーダンスの電気的等価回路　　(c) 呼吸インピーダンス曲線

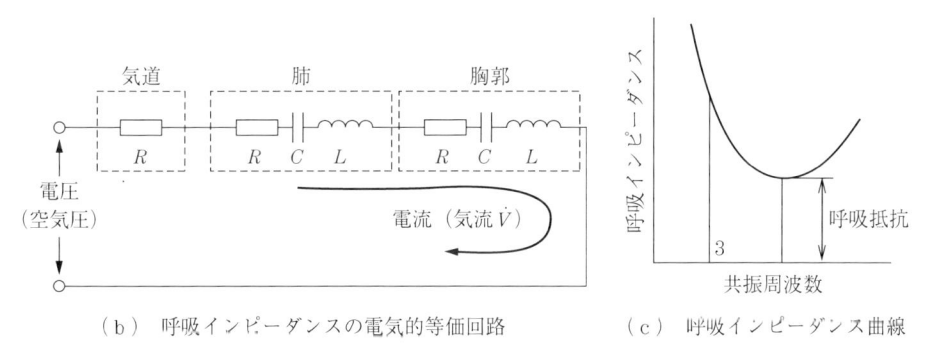

図 2.5 呼吸インピーダンスの特性

の気体を 3～10 Hz 程度の正弦波周波数で振動させて被験者に一定気流量を加える。被験者の口元で圧力と気流を同時測定し，流量・圧比を求める。この流量一定の正弦波気流を自発呼吸波に重畳させて口腔から加え，そのとき発生する圧を既知の一定流量で除して呼吸インピーダンスを算出する測定法をオシレーション（oscillation）法という。このときの電気的等価回路は図 2.5（b）であるが，駆動力が口腔側にあるので図 2.4 とは異なる。

代表的な呼吸インピーダンスの周波数特性測定の例を図 2.5（c）に示す。7～8 Hz 近傍に共振周波数が存在し，その部位では抵抗成分のみであるが，共振周波数より高い領域では

インダクタンス性が，低い領域ではコンプライアンス性の抵抗成分となる。実際の呼吸インピーダンス測定では，共振周波数を避けて通常 3 Hz を使用しているが，その理由は共振周波数よりできるだけ低いほうが肺-胸郭系の異常を見つけやすいことや，呼吸数（約 0.3 Hz）と信号波との分離がしやすいなどが挙げられる。

このようなインピーダンス特性をもった生体の，自然呼吸による呼気ガスの換気によるガス成分分圧構成を表 2.2 に示す。ただし，ガス成分は水蒸気の含有率によって左右される。呼気ガスは体温における飽和水蒸気分圧で，例えば体温 37 ℃ では約 47 mmHg の飽和水蒸気分圧である。

表 2.2 呼吸気ガスの成分分圧構成

	吸気（大気）	呼 気
O_2	20.93 %（159 mmHg）	16.4 %（116 mmHg）
CO_2	0.03 %（0.3 mmHg）	4 %（28〜33 mmHg）
H_2O	5.4 mmHg*	47 mmHg（37 ℃）
N_2	596〜600 mmHg	565〜575 mmHg

* 大気の温度・湿度によって決まる。

2.2.2 換気機能測定

換気能力は呼吸運動による肺気量の変化で表す。肺気量は流量を直接測定するベネディクト・ロス（Benedict-Roth）型レスピロメータと，流速を電気信号として測定して，その信号を処理して求める間接式の電子式スパイロメータがある。ベネディクト・ロス型（機械式）レスピロメータは，水槽中を自由に上下する円筒内に 2 本の太いゴム管が接続され，そのゴム管の他端はマウスピースを構成する。円筒と水槽の内腔には，CO_2 を吸収するソーダライムかんと全呼気をこの容器に通過させるための二つの方向弁が付いている。酸素摂取量はこの閉鎖回路系内の再呼吸で測定できるので，このままで使用するが，肺気量を測定する場合はソーダライム缶と二つの方向弁を取り除いて使用する。円筒の上下移動は円筒型記録紙に記録され，その記録から換気量が直読できる（図 2.6）。この方式のレスピロメータは古くから呼吸計の標準となっていたが，水平に固定することや，水を使用するとか信号処理ができないなどの不便さから，現在では電子式スパイロメータが主流となっている。

電子式スパイロメータは，マウスピースに直結した流速計で肺気量の変化（流速）を測定する。流速計には熱線式と差圧式がある。熱線式は，気流中に細い白金線を電流で一定温度に加熱しておき，気流により熱が奪われて温度が下がったときの電流の増加を測定する。しかし，気流速は電流の 4 乗に比例するので流速の算出が複雑であり，流速方向の検出や湿度の影響を避けるなどの手段が必要となるので，あまり使用されていない。差圧式は，細管束の抵抗を利用したフライシュ（Flisch）式とメッシュの抵抗を利用したリリー式がある。一

2.2 力学的インピーダンス測定

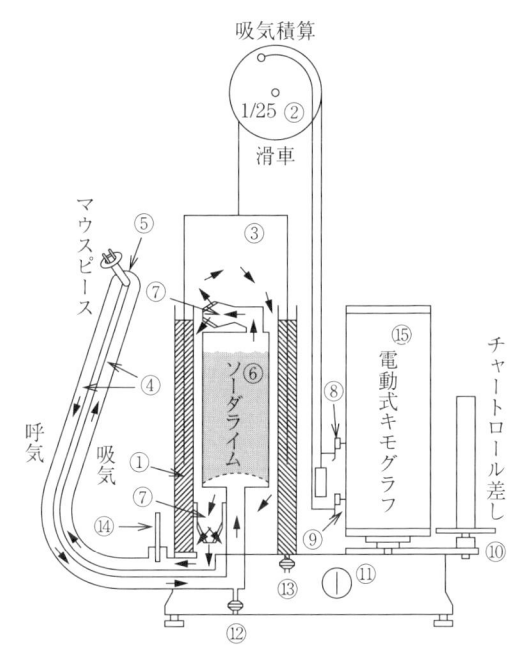

吸気積算

① 水　　槽
② 滑　　車
③ ベ　　ル
④ ゴム管
⑤ 三方活栓
⑥ ソーダライム缶
⑦ サッドバルブ
⑧ ペ　　ン
⑨ ベンチログラフペン
⑩ チャートロール差し
⑪ 三速切換スイッチ
⑫ O_2 供給用コック
⑬ 水抜きコック
⑭ 温度計
⑮ 電動式キモグラフ

図 2.6　ベネディクト・ロス型レスピロメータ

般に，通称ニューモタコメータ (neumotachometer) といわれている呼吸流量計はフライシュ式を使用している。それは，差圧が比較的広い範囲で流速に比例した信号として得られるからである。この差圧を積分して流量としている。呼吸流量計測は，単に呼出・吸入する気流量を測定するばかりでなく，測定された気流量から換気機能を表す諸量を演算し，その能力を知ることを目的としている。この役割を果たしてくれるのが電子式スパイロメータあるいはスパイロコンピュータと呼ばれている機器である（図 2.7）。

電子式スパイロメータでは，図 2.8（a）のように自然呼吸と強制呼吸（努力呼吸）を測

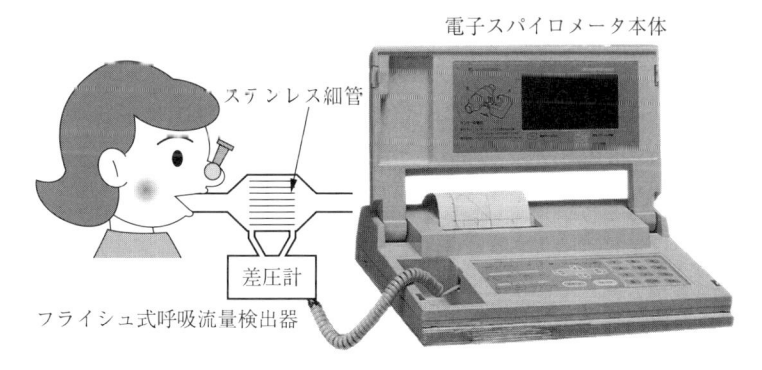

呼吸流路の細管の前後に生ずる差圧は流速に比例するので差圧を積分して呼吸流量を得る

図 2.7　電子式スパイロメータと使用法（日本光電（株）カタログより）

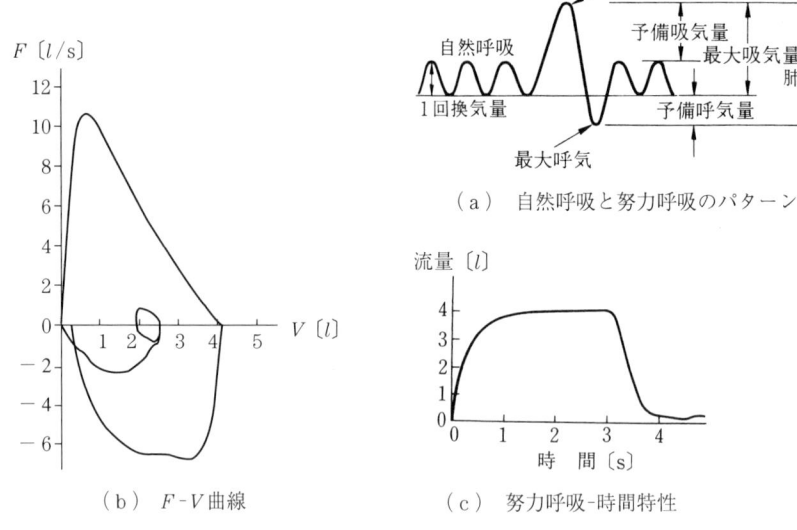

図 2.8 電子式スパイロメータの測定例

(a) 自然呼吸と努力呼吸のパターン
(b) F-V 曲線
(c) 努力呼吸-時間特性

定する。この測定から得られた信号を処理して，図 (b) に示す流速 (F)-流量 (V) 曲線および図 (c) の流量 (V)-時間 (t) 曲線を同時に記録する。電子スパイロメータは，最大吸気位から最大呼気位までの肺活量，努力呼吸の F-V 曲線から 1 秒量を求め，さらに肺活量との比から 1 秒率を算出する。具体的には，肺活量は最大吸気と最大呼気の間の空気の量を表し，最大吸気をゆっくりと時間をかけて呼出した量を測定する。それに対して 1 秒量は最大吸気を思いっきり速く吐き出したとき 1 秒間に呼出される量を測定する。1 秒率は (1 秒量/肺活量)×100 から求める。パーセント肺活量とは，実測肺活量を予測肺活量の比〔％〕で表したものである。予測肺活量とは身長，性別，年齢によって決まる推測正常値 (18 歳以上の成人) で，次式で示される。

男性：{27.63 − (0.112×年齢)}×身長，　女性：{21.78 − (0.101×年齢)}×身長
(2.3)

これらの項目のうちパーセント肺活量と 1 秒率から，**図 2.9** に示す換気障害パターンが決められる。パーセント肺活量 80 ％，1 秒率 70 ％を境界に拘束性，閉塞性，混合性の三つの

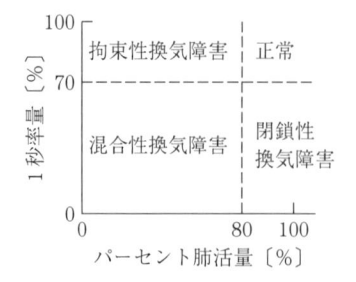

図 2.9 換気障害パターン

換気障害領域に分類される。拘束性障害は胸部の可動性の減少や肺の障害に起因し，肺繊維症，肺炎，肺癌，無気肺，肺うっ血，肺切除などが原因である。閉塞性障害は気道閉塞に起因する障害で，気管支喘息，慢性気管支炎，肺気腫などが原因の疾患である。混合性障害は拘束性が混合した形態で，パーセント肺活量，1秒率とも減少する。肺結核や塵肺症からの高度な肺繊維症，気管支拡張症，慢性気管支炎，肺化膿症などが原因の疾患である。

2.3 電気的インピーダンス測定

呼吸に関する生体情報で，電気的インピーダンス測定で得られる代表的な情報は呼吸数と，これに関連性の強い心拍出量がある。呼吸数の測定は患者監視装置の重要な情報の一つとして利用されているが，特に新生児の呼吸モニタでは非常に重要な情報となっている。インピーダンス法による心拍出量の測定は1970年代から実用化が試みられ，特に北米においては測定原理の追求と情報処理のためのソフトウェア開発・改良に多大な努力が長年にわたって費やされているが，必ずしも十分な成果を得ているとはいえない。本邦においては，最近このテーマに新たな挑戦が試みられている。

2.3.1 呼吸モニタ

呼吸の監視は患者監視装置や睡眠脳波測定装置では重要な測定項目の一つである。鼻口にサーミスタを装着して，気流による温度変化を抵抗変化として検出する方法，カプノメータによる CO_2 波形を利用する方法，呼吸時の電気的胸郭インピーダンス変化を検出する方法などがあるが，簡便で長期間安定な測定ができることから電気的インピーダンス法がよく利用されている。

肺胞内への空気の流出入により分布定数的に静電容量が変化するが，胸郭全体では集中定数的な容量変化とみなして，高周波電流によりインピーダンスを測定する。測定用電極は心電図測定に使用する電極を共用できるので，心電図と呼吸の情報が同時に得られる。この測定法は，成人の「就眠中の無呼吸による突然死」の喚起に有効となるばかりでなく，新生児の無呼吸による障害や致死に対処するのに不可欠な測定法である。

1000g未満の超低出生体重児，1500gの極低出生体重児や在胎35週未満の早期産児を未熟児と呼んでいるが，この未熟児と新生児仮死や感染症などの異常状態で成熟した新生児（病的新生児）は，集中的に状態監視と治療を行う必要がある。このような児に対して，測定のための多数の電極や各種のセンサおよび治療器（高濃度酸素吸入器や人工呼吸器）を装着するのは大きな負担になるので，測定や治療のための装着部は最小限にしなければならない。この点から新生児の心電図測定用電極を呼吸計測に共用できるのは非常に有益なことで

ある。新生児の呼吸変化は胸郭部の静電容量変化によると考えられるので，胸郭部を抵抗とコンデンサの並列接続の集中的な等価インピーダンスで表現する。このインピーダンスを1辺としたブリッジ回路を構成し，20〜200 kHzの高周波電源を印加して呼吸によるインピーダンス変化を検出する（図2.10）。新生児の心電図用電極を装着した部位間でのインピーダンスは，ブリッジ回路電源周波数にもよるが，大略500 Ω前後と評価されるので，呼吸による変化は0.3〜2.0 Ωの範囲として測定する（JIS T 1308を参照）。ブリッジ回路出力を整流して呼吸曲線とし，これから呼吸数を算出する。測定対象児にとっては呼吸曲線の正確さよりも呼吸の有無を示す呼吸数が重要な情報である。なお，ブリッジ電源からの電流（患者測定電流）は，安全性の観点から，IEC 601-1「医用電気機器安全通則」に定める測定法で，0.1 mA以内と決められている。

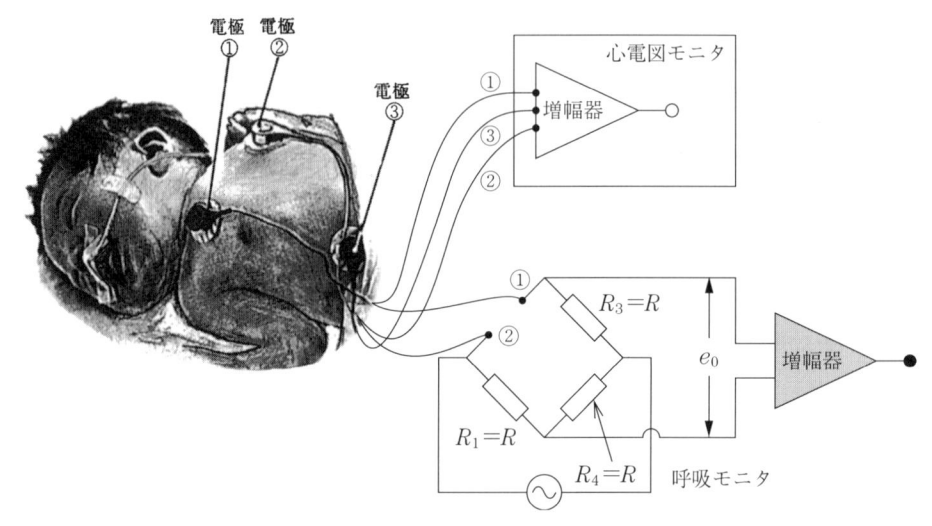

図2.10 新生児の呼吸モニタ

2.3.2 新生児呼吸モニタの重要性

未熟児や病的新生児は新生児集中治療室（neonatal intensive care unit，NICU）で適切な治療を行う。対象児は，特に肺血管抵抗が大きく酸素化の効率が悪いために，低酸素症に陥りやすく，また呼吸中枢の未熟性のために無呼吸発作を起こしやすい。無呼吸発作は早産であればあるほど出現率が高い。

出生により胎児循環は新生児循環へと一変する。出生後に胎盤循環が断たれ児の肺が膨らむと，静脈管の括約筋が締まり，血液はすべて肝臓を通って下大静脈につながり，下大静脈と右心房の圧は急速に下がる。肺に空気が入ることで肺血管抵抗は劇的に低下して肺血流は増加する。肺血流の増加は左心房圧を高め，右心房との圧差により卵円孔弁は閉じる（図

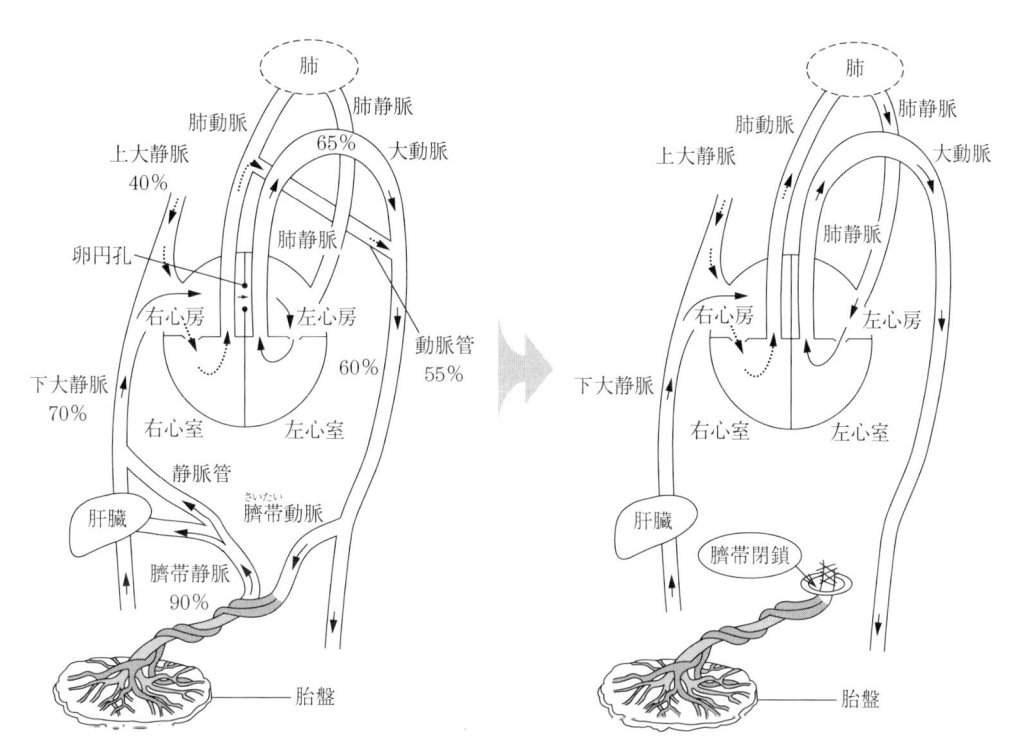

(a) 胎児循環の簡略回路と S_pO_2

肺循環機能が未発達のために高酸素濃度の臍帯静脈血が低酸素濃度胎児循環静脈血と混合して中程度の酸素濃度の胎児動脈血となる

(b) 生後新生児の血流循環の切り替わり

出産直後の臍帯閉鎖と同時に肺呼吸が開始されるが静脈管閉鎖，卵円孔の機械的閉鎖，動脈管の筋収縮による閉塞が進行して，生後変換への切替が完了する

図 2.11 胎児血流循環と新生児循環の変換

2.11)。その結果，右心室からの拍出血流はすべて肺循環に流れるようになる。肺血管抵抗が体循環の血管抵抗より低くなるので，動脈管を通る血液は大動脈から肺動脈幹へと逆になり，徐々に狭窄していく。生後 96 時間で動脈管の機能的な閉鎖は完了するといわれている。正常な新生児はこのように胎児期の特徴である静脈管，卵円孔，動脈管の機能的閉鎖が行われて児独自の循環系が完成する。一方，未熟性が強い低出生体重児では動脈管はずっと長く開いている。動脈管の閉鎖に作用するのは動脈管を通る血液の酸素分圧に依存するといわれ，この酸素に対する動脈管の反応は未熟性のある低出生体重児ではより弱いと考えられている。

NICU の対象になる未熟児は，肺胞あるいは終末嚢の未発達による酸素化の効率が悪くて低酸素血症に陥りやすく，その低酸素血症が動脈管の閉鎖不全の原因となり，さらに呼吸中枢の未熟性によるといわれる無呼吸発作が起きやすいという，幾重にも低酸素血症の要因を内在している。このような低酸素血症に対処するには児体温の保温，呼吸管理，血液循環管理が不可欠となる。具体的には，保育器内の温度を適切に保持し，心電図を監視すると同

時にインピーダンス法による呼吸測定を行い，パルスオキシメータで酸素飽和度を監視する。このように呼吸測定は呼吸数の監視に役立つと同時に，低酸素血症誘発の直接の要因となる無呼吸発作に際して即座に警報を発する重要な役割を担っている。

2.3.3 心拍出量の測定

心拍出量のインピーダンス法による測定は直接呼吸の作用とは関係ないが，この心拍出量の測定値は呼吸によるインピーダンスが密接に影響しているので，ここにインピーダンス法による心拍出量測定を考えてみよう。

電気的インピーダンス測定法による心拍出量計は，非侵襲的で簡便な手法として研究や臨床で広く利用されている。その発端は，1950年にJ. Nyboerが集大成した"Electrical Impedance Plethysmography"で発表した胸郭（胸部円筒モデル），末梢血管の血流測定法であり，その後の1967年にNASAの支持のもとにW.G. Kubicekらが発表した非観血測定の広汎で詳細な検討の成果（電気インピーダンスからの心拍出量換算式）によるところが大きい。

Kubicekらの方法は，被験者の首と胸部に4本のテープ状電極を1周させて接着し，インピーダンスを測定するが（**図2.12**），ベッドに寝ている被験者への電極装着が容易ではなく，また長期の装着が被験者に不快感を与えるなどが問題となる。そこで，電源印加用電極と電圧検出用電極を胸壁上で円形電極（スポット電極）に置き換える研究が多く進められて，テープ状電極接着の不便さの改善が続けられてきた。その多くの研究の中には，解析用

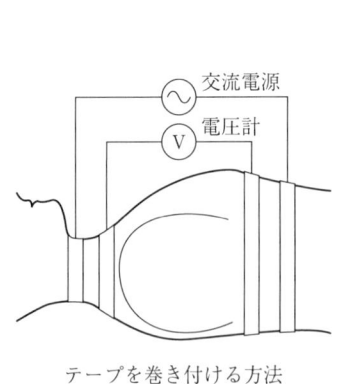

図2.12 心拍出量測定例
テープを巻き付ける方法

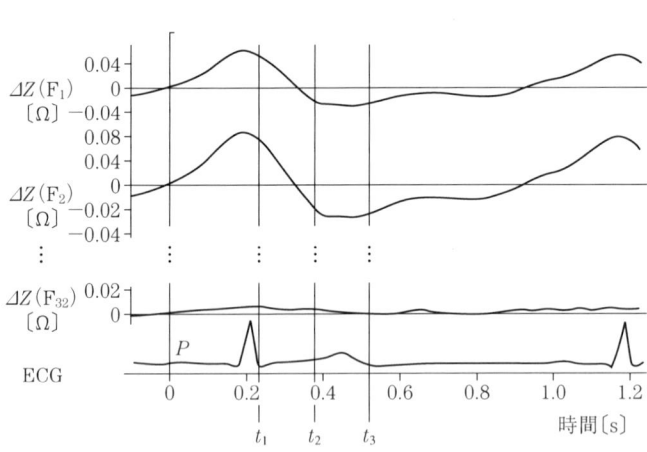

図2.13 胸壁上のインピーダンス変化（山越，中川原：胸部電流分布計測に基づいた電気インピーダンス拍出計測用スポット電極配置，日本ME学会誌，**14**，9（2000）より転載）

胸壁左下部を基準とした胸部インピーダンスマップ（例えば，t_1, t_2, t_3時点でのΔZ - map）を求める際の胸壁上数点での心周期に伴う時系列変化（ΔZ）

ソフトウェアを駆使して体動や呼吸による雑音の影響を軽減して測定精度を向上させ，かつ連続測定を試行している装置がある．この装置は，インピーダンス曲線をテンプレート法でパターン認識し，熱希釈法との相関関係から心拍出量を算出し，トッレドミルやエルゴメータでの運動時心拍出量を1心拍ごとに，あるいは16心拍に移動平均値として連続測定記録している．しかし，このテープ電極のスポット電極への置換法の研究は必ずしもよい成果を得ているとは思われない．その理由は，「一様な電流分布を胸部に発生させ，検出電極は心臓からの血流駆出に伴う電位変化を検出する」というNyboerの胸部円筒モデルが有効に活用されているか疑問に思われるからである．

ここで紹介する測定法は，Nyboerのモデルを有効に活用し，スポット電極を使用した簡便な測定で精度の向上を追求している研究である．まず，あらかじめマルチチャネル計測法でテープ電極方式による胸部のインピーダンスマップを求め（図2.13），これと同等な電流分布が得られる通電用電極配置とNyboerの胸部円筒モデルが利用可能な検出用スポット電極の配置部位を決める（図2.14）．通電電極の位置は，胸郭内の電流分布が一様であること，電極の装着が容易であること，接触抵抗が小さくできることなどの理由から前額部と左膝内側部とする．検出用スポット電極の位置は，胸部から首にかけての断面形状が変化する部位を避け，心臓からの血液駆出に伴うインピーダンス変化（ΔZ）が最大になる部位を選定する．この電極配置で測定したインピーダンスから，つぎに示すKubicekの式で心拍出量（SV）を算出する．

$$SV = -\rho b \left(\frac{L}{Z_c^{mean}}\right)^2 \left(\frac{dZ_c}{dt}\right)^{min} \cdot T_s \tag{2.4}$$

ここで，Z_c：胸郭総インピーダンス，ρb：血液比抵抗，L：検出電極間距離，Z_c^{mean}：測定

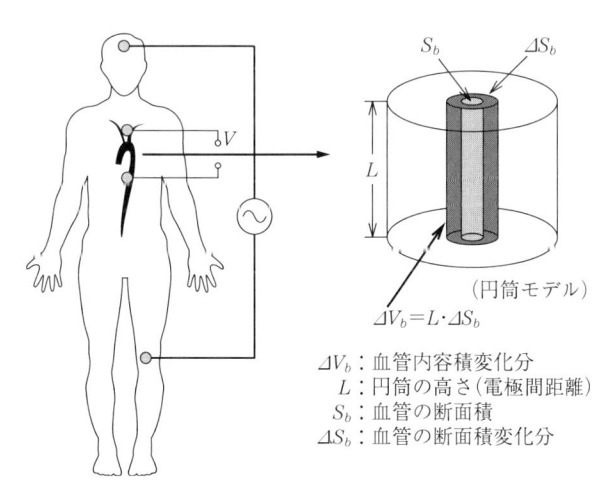

図2.14 心拍出量測定のためのスポット電極配置（(株)メディセンス 技術資料より）

期間の Z_c の平均値,$(dZ_c/dt)^{\min}$:dZ_c/dt 波の負のピーク値,T_s:心室駆出時間〔s〕である。また,式 (2.4) では Z_c は 0〜50 Ω,dZ_c/dt は −5〜+5 Ω の範囲である。

式 (2.4) のスポット電極法による心拍出量の値はテープ式電極法測定値に比較して 5〜19 %高い値を示す。その理由は,肺への血流循環の影響が無視できないためと考えられる。いずれにしても,このような簡単な測定法により心拍出量がモニタできれば,熱希釈法などと比較して大きな利点があるといえる。

2.4 呼気ガス分析

呼吸機能の換気・分布・拡散によって,血液中にどの程度の O_2 ガスを摂取し,どのくらいの CO_2 ガスを放出したかを知るには呼気ガスを分析することである。エネルギー代謝のために"人は酸素を吸って炭酸ガスを吐く"といわれるが,吸入した酸素がすべて肺胞から拡散するわけではないので,正確には「酸素を吸入して酸素と炭酸ガスを呼出している」のである。周知のように空気は約 20.9 %の O_2 と 79 %の N_2 を主成分とし,そのほかはほんのわずかな CO_2 とアルゴン(Ar)を含むのみである。したがって,呼気ガスの分析を行えば,理論的には肺の換気能力を測定することになる。

2.4.1 サンプリング法

連続分析を行う場合,トランスデューサの原理や構造によりサンプリング手段は異なるが(図 2.15),カプノメータ(CO_2 分析計)のように呼吸管から直接測定する方法(メインストリーム法)と,少量の呼気ガスを細管(キャピラリー)から吸引ポンプで高速吸引して分析器に連続導入するサンプリング法(サイドストリーム法)がある。直接法は人工呼吸器や麻酔器を使用する際に多く採用されるが,自然呼吸の場合はキャピラリーによる連続サンプリング法がよく使われる。キャピラリーは,内径約 1 mm のビニールチューブを使用し,

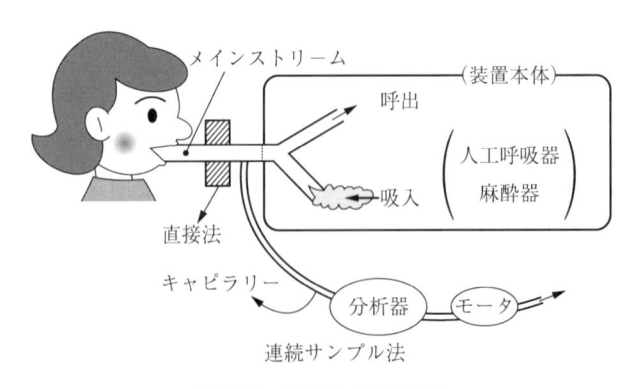

図 2.15 呼気ガスの測定法

約 3 ml/s のサンプル量を分析部に導入する。この場合の分時サンプル量 0.18 l であるが，例えば 1 回呼吸量が 350 ml で呼吸数が 16 回/分の分時換気量 5.6 l の換気に対するサンプル量の割合は 3.2％と微量なので，キャピラリーによる連続サンプリングは換気量にほとんど影響を与えないといえる。

呼吸ごとのガス濃度変化を追随するには，200 ms 以下の分析応答速度が必要である。呼気ガスがサンプル回路を経て分析部に至るまでの時間は遅れ時間となり，本来は応答時間とは無関係であるが，実際は流体回路のわずかな死腔部分や配管の不連続部分によってガス濃度波形の立上りが低下する。このため分析器自体の応答速度を 100 ms 以下にすることが望ましい。CO_2 ガス分析は赤外線分析法による方法が主流であり，その応答速度は速いが，O_2 分析法は一般に応答速度が遅いので測定系全体で速度を高めるのには十分な配慮が必要である。

2.4.2 O_2 分析装置

O_2 分析法には化学的分析法と物理的分析法がある。化学的分析法にはショランダー微量分析器，ガルバニ電池式分析器，燃料電池式分析器，ポーラログラフ式分析器などがあり，物理的分析法には質量分析計，磁気分析計などがある。

〔1〕 **ショランダー分析器**　ショランダー分析器（P.F. Scholander，1943 年に開発）は，熟練した手技を必要とするが，微量な検体で精度のよい測定ができるのでガス分析の基準として現在でも貴重な測定法である。測定原理は図 2.16 に示すごとく，まず反応室（資料室）内に導入されたサンプルガスは酸性水滴で大気と遮断される。左腕のガラス部屋には苛性カリ液（KOH）を，右腕のガラス部屋にはアルカリ性没食子酸溶液〔$C_6H_2(OH)_3(CO_2H)$〕を入れておく。サンプルガスを反応室内に入れ，装置全体を A の方向に傾けると CO_2 吸収剤である苛性カリ液が反応室に入り，ただちに CO_2 の吸収が始まり，水滴が下

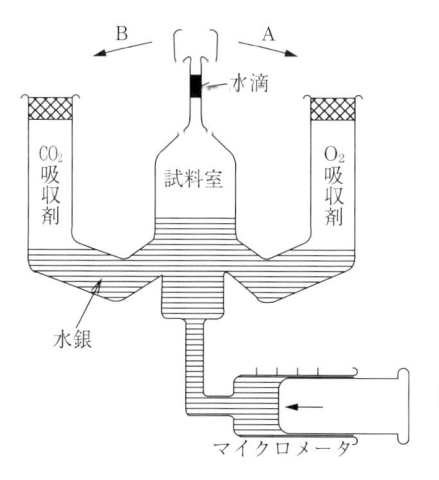

図 2.16 ショランダー分析器の測定原理

降する．水滴が下降した分だけマイクロメータによって水銀を補充すれば，このときのマイクロメータの読みが吸収された CO_2 の量に相当する．CO_2 を完全に吸収した後に，同様に装置全体をBの方向に傾けて O_2 吸収剤を反応室に入れ O_2 を吸収させる．以上の操作により，マイクロメータの読みから O_2，CO_2，N_2 の体積濃度を知ることができる．

　実際の操作上では容器全体の洗浄，吸収剤が必要以上に移動することを防ぐためのコーティング，マイクロメータ内の気泡，呼気ガスのサンプリングなどに十分な注意を払わないと思わぬ誤差を生じることになる．分析値は，同一サンプルガスを2回分析して，差異が0.02〜0.03％以内であることが要求される．このようにショランダー微量分析器は熟練を要する，1回の分析時間が6〜8分かかる，などの欠点があるが，反面安価である，サンプル量が少なくてよい（0.5 ml），熟練者が正しい手順に従って分析すればきわめて高い精度で直接体積濃度が測定できる，などの理由で現在も利用されているし，なんといっても他の分析器を検定するうえで重要な役割を果たしている．ただし，呼気ガスを検体として注射器で抽出し，分析器に注入するので連続測定には使えない．

〔2〕 **ガルバニ電池式分析器**　　O_2 の連続測定用として小型，軽量で手軽に使用できるのが，1965年ごろから実用化されたガルバニ電池式 O_2 分析器である．測定原理は，**図2.17** に示すように，溶解する金属（鉛 Pb）を陽極とし，溶けない金属（Ag）を陰極として電解液（KOH）に浸すと，陽極から金属（Pb）が溶けて電子を放出して陰極に達する．陰極では陽極で放出した電子と酸素が結合して，電子を吸収する．この電子の移動が電流として検出される．

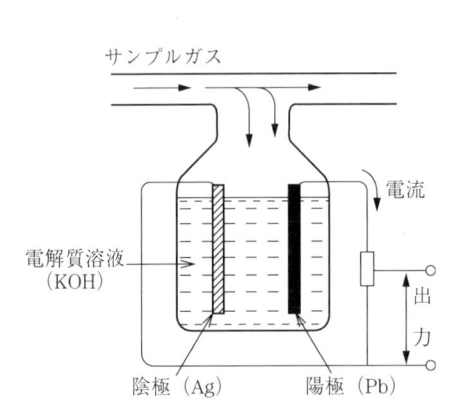

図2.17　ガルバニ電池式 O_2 分析器の測定原理

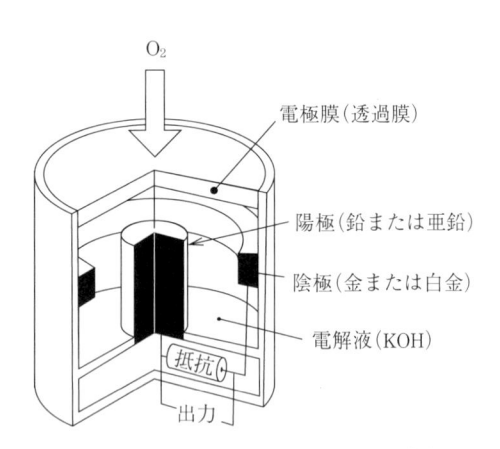

図2.18　密閉型燃料電池式センサの構造

この化学反応は次式で表せる．

陽極：　　　　　　　　　　$2Pb \rightarrow 2Pb^{2+} + 4e^-$

　　　　　　　　$2Pb^{2+} + 4OH^- \rightarrow 2Pb(OH)_2$

$$2Pb(OH)_2 + 2KOH \rightarrow 2KHPbO_2 + 2H_2O$$

陰極： $O_2 + 2H_2O + 4e^- \rightarrow 4OH^-$ (2.5)

ここで検出される電流は O_2 濃度に比例し，サンプルガス流の O_2 濃度が測定できる。この反応は自然に発生する現象なので，センサ駆動用の電源を必要としない。センサの形状は装着形，携帯形，定置形あるいは拡散式や吸引式など，各種の酸素計として使用できる。具体的な例を図 2.18 に示す。電解液とは透過膜を介してサンプルガスが接する構造の密閉型で，直径が約 20 mm，長さが約 30 mm，重さが 10〜14 g 程度であるが，応答速度は速くても 5〜6 秒である。そこで，小型で，かつ安価であるという利点から，人工呼吸器の吸気供給回路側の設定した O_2 濃度のモニタなどに多く利用されている。

〔3〕 **ポーラログラフ分析** ポーラログラフとは，溶液に浸した二つの電極間に電圧を印加し，電圧をいろいろ変えて電流を測定する装置をいう。ガルバニ電池とほぼ同じように電解質溶液を用いるが，電極間に電位差を与えて電流を測定する方法がガルバニ電池式と異なる。呼気ガス測定用のポーラログラフ式 O_2 分析器の構造を図 2.19 に示す。

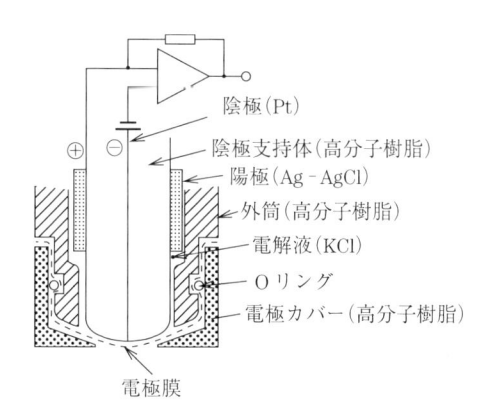

図 2.19 ポーラログラフ式 O_2 分析器の構造

陽極（Ag-AgCl）に負の電位を，陰極（Pt）に正の電位を加える。2 極間の電解質（KCl）は電極膜を介して呼気ガス流に接している。O_2 ガスは電極膜を透過して電解液に達し，電極間で次式のように化学反応を起こす。

陽極： $4Ag + 4Cl^- \rightarrow 4AgCl + 4e^-$

陰極： $O_2 + 2H_2O + 4e^- \rightarrow 4OH^-$ (2.6)

陽極から電子が放出され，陰極の正電位によって電子が陰極側に引き寄せられて両極間に電流が流れる。ガス流に接する電極膜の面積を小さく，膜と陰極の間を数 10 μm と極端に小さく，白金線陰極直径を 20 μm と細くして，測定中の酸素消費を微量とする構造をなしている。このような構造は反応速度を速めるのに有効である。電解液に緩衝材を加えて安定性を確保し，さらにセンサ全体の温度を上げて反応速度を促進するなどの対策をとることで，200 ms 程度まで速くしている。したがって，化学的分析法であるが，呼吸ごとの O_2 濃度波

形が測定できる。

〔4〕 **質量分析器** 質量分析器は，ガスを高真空の分析管内でイオン化し，電磁界によってその質量数に応じて分離し，測定する成分のみをイオン検出器に導いてその量を測定する。**図 2.20** に磁場偏向型質量分析計の動作原理を示す。

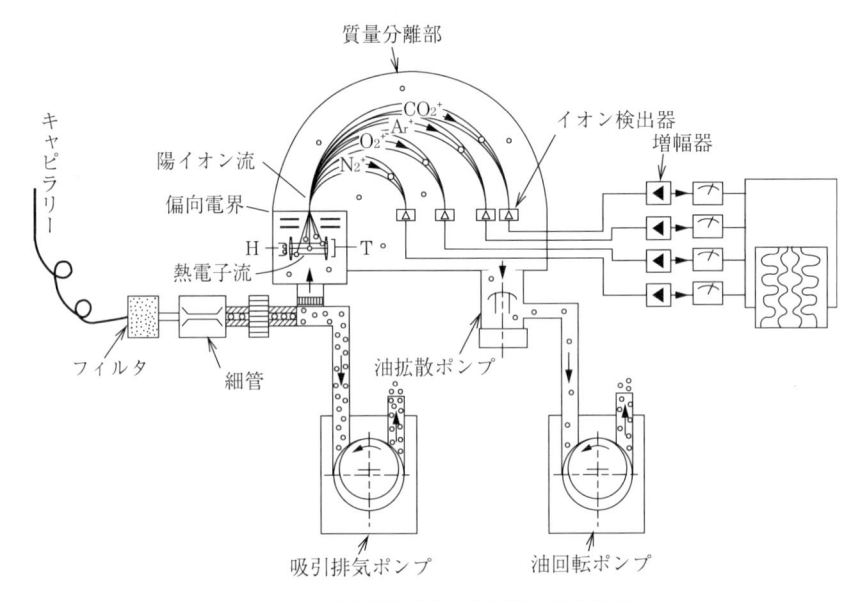

図 2.20 磁場偏向型質量分析計の動作原理

図中ではヒータ（H）から放出された熱電子がターゲット（T）に向けて加速度電子流を形成し，その電子流がキャピラリーから導入された気体分子に衝突して陽イオンをつくる。低圧力下の気体中にある気体分子は，ある一定以上のエネルギーをもつ電子で衝撃されると，核外電子がたたき出されて陽イオン化する。陽イオン化されたサンプルガスは偏向電界で加速され，分離管内に入射される。分離管内には一定の磁界（H）が加わっており，質量（m）と電荷（e）をもつイオンは，加速電圧（V）の電界に応じて円軌道を描く。円軌道を描く回転半径 R は

$$R \propto \frac{1}{H}\sqrt{\frac{m}{e}V} \tag{2.7}$$

となるので，おのおのの軌道に対応した位置にイオン検出器を置けば，測定すべきガス量を知ることができる。分離管内の平均自由行程を長くするために 10^{-6} mmHg 以上の高真空を必要とする。このため，排気系は油回転ポンプ（粗引用）と油拡散ポンプ（高真空用）を直列に配置使用する。イオン化されてから分離管を経てイオン検出器で電気信号に変換されるまでの時間は数 ms 以内なので，サンプル導入系を含めた装置全体の応答時間は 100 ms と高速であり，測定制度も高い。さらに，検出器を多く設置することで多数のガス成分が同時

に分析できる利点がある。しかし，高真空度を確保するために長時間を必要とするので，いつでも使用できるのにはつねに装置を動作状態にしておくこと，他の装置に比べて高価であることなどの不利な点がある。

〔5〕 **磁気吸引式 O_2 分析器** 気体の中には数種類の分子は磁化しやすい性質をもっている。表2.3に示すように，ほとんどの気体は磁化率がきわめて小さいか，または負の値をもっているが，O_2，NO，空気など酸素原子を有する気体は磁化率が大きい。この性質を利用して磁気力により生じる吸引力を直接測る方法が磁気式 O_2 分析器である。一定の磁界内に細い糸で純酸素を封入したガラス球をつるし，そこにサンプルの O_2 ガスを注入するとガラス球に吸引力が働く（**図2.21（a）**）。また，二つの N_2 ガス封入ガラス球の対を薄板鋼板で結合し，相対的に配置された不均一の磁界内に保持する（図（b））。ここに O_2 サンプルガスが流入すると磁気吸引力でガラス球が回転する。この回転は鋼板保持体に固定したミラーからの反射光を2箇所の光検出素子で検知し，その信号差分を電流増幅器の電流出力として，ガラス球に巻いたコイルに流す。コイルへの帰還電流は O_2 サンプルガス吸引力で生じ

表2.3 各気体の磁化率

気　体	磁化率*
酸　　素　O_2	1
空　　気	+0.216
炭酸ガス　CO_2	+0.00613
窒　　素　N_2	−0.0042
酸化窒素　NO	+0.438
二酸化窒素　NO_2	+0.062
水	−0.0067

* 酸素を1としたときの相対値

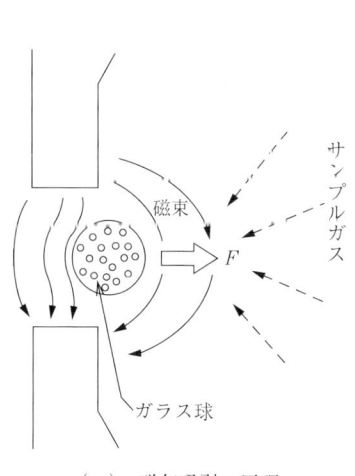

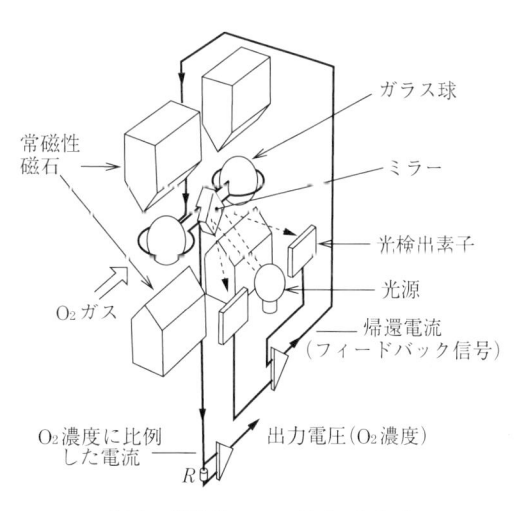

（a）磁気吸引の原理　　　　　（b）光検出フィードバック方式

図2.21　磁気吸引式 O_2 分析器

たトルクを戻す復元力になるので，帰還電流はガラス球を事前の位置に戻す。したがって，帰還電流を測ればサンプルの O_2 濃度が測定できる。

　O_2 濃度を磁気吸引式で測定するもう一つの方法に差圧力検出方式がある（**図 2.22**）。室内の空気とサンプルガスがべつべつに吸引され，電磁石でつくられる磁界内で合流して排出される。電磁石のコイル電流を断続することで磁界が変化し，それに伴って O_2 分子は引き付けられたり，はねつけられたりする。この際の O_2 分子の動きが 2 本の吸引管の間で圧力変化を発生させる。この圧変化による差圧を測定すれば，サンプルガスの O_2 濃度に比例した出力が得られる。この差圧式磁気吸引測定器は，図 2.21 のガラス球方式に比べて，機械的に安定性があり，検出回路は簡素であり，保守作業をほとんど必要としないなどの利点がある。また，反応時間が 150 ms と高速であることから呼吸ごとの O_2 濃度波形が測定できる。

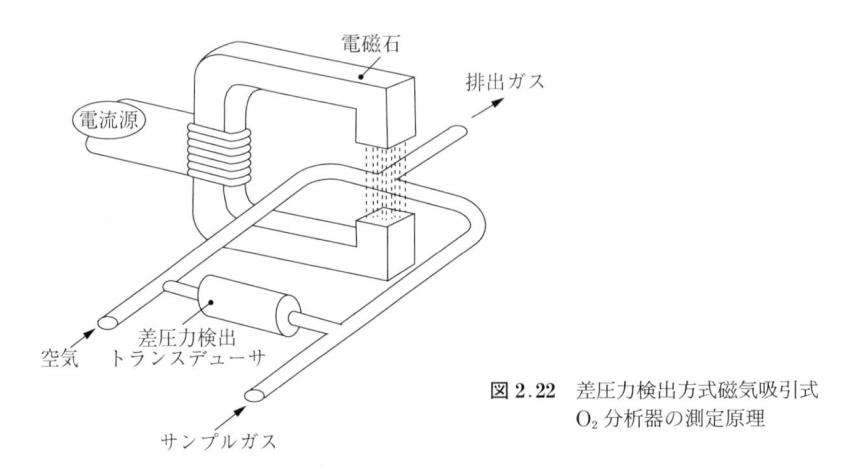

図 2.22　差圧力検出方式磁気吸引式 O_2 分析器の測定原理

2.4.3　CO_2 分析装置（カプノメータ）

　呼気ガス中の CO_2 分析には，**表 2.4** に示すような気体の熱伝導率の差を利用して，加熱した白金線にガス流を与えたときの温度変化（抵抗値変化）を検出する方法や，キャリヤガスをガラス管内でグロー放電させ，キャリヤガス流に呼気サンプルガスを混入させたときの放電部の上下流部位で電位差を測定して CO_2 ガス濃度を知る方法などが多くみられたが，現在では赤外線ガス分析法が主流となっている。その理由は，装置の構成，構造，可搬性，小型化に優れ，メインストリーム法やサイドストリーム法の双方に使用が可能で，応答速度が 100 ms 程度と高速であると同時に安価な装置であるなどの特長をもっているからである。

　一般に分子構造上で二つの異なった元素からなるガスは固有の波長の赤外線を吸収する。**図 2.23** に示すように CO_2，H_2O，N_2O，CO ガスは 2〜10 μm 波長の赤外線に吸収帯をもっている。CO_2 ガスは 4.3 μm の波長に急峻な吸収特性を示すので，一定量のガス中に赤外線を通過させれば透過光量は CO_2 濃度に比例することになる。**図 2.24** にメインストリーム

2.4 呼気ガス分析

表2.4 気体の熱伝導率（0°C 1気圧）
×10⁴〔J/(cm・s・K)〕

空　気	2.41	水蒸気	1.58
酸　素	2.44	水　素	16.84
窒　素	2.43	ヘリウム	14.15
炭酸ガス	1.45	一酸化炭素	2.32

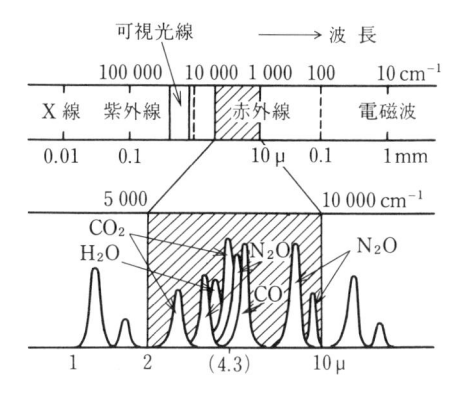

このスペクトル曲線から CO_2 検出には4.3 μm の波長が最適であるが，N_2O や CO の影響を受けやすい波長でもある

図2.23 各気体の赤外線吸収スペクトル

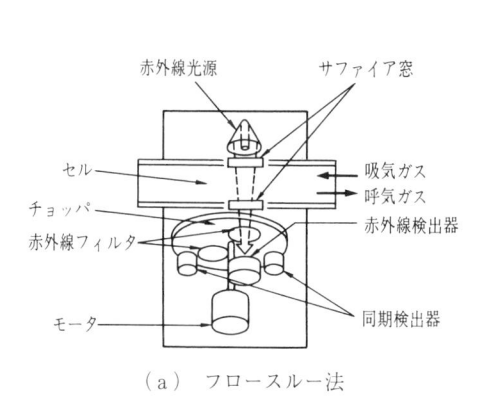

（a）フロースルー法

測定用と参照用の2種類の赤外線の吸収度を常時比較して，温度変化，経時変化，サファイア窓の汚れによるドリフト補正などが行われ，長時間の安定測定が可能。チョッパ方式は直流成分のドリフトを軽減するために採用されている

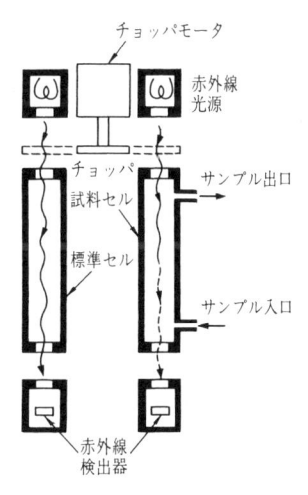

（b）連続サンプリング法

標準セル出力との差が真値の CO_2 値である。標準ガスによる校正で精度のよい測定ができる。サンプル量が少ないので自然状態での測定ができる

図2.24 CO_2 呼気ガスの測定原理

でのフロースルー法（図（a））とキャピラリーによる連続サンプリング法（図（b））の測定原理を示す。両方法ともチョッパを用いて赤外線光を高周波数で遮断して赤外線検出器信号を交流にする。交流信号に変換するとドリフトの軽減を容易にする。双方とも標準測定路を設けて，それとの差信号から精度のよい CO_2 値を測定している。赤外線のフィルタ，検出素子や光源を 4.3 μm の波長に最適な特性をそろえるのはたいへんなので，比較法として

フロースルー法では参照用チャネルを，連続サンプリング法では標準セルを使用して3〜5％の測定精度を得ている。

連続サンプリング法は患者への負担が少ないので，長時間のベッドサイドでのモニタに便利であり，メインストリームでのフロースルー法は気管挿管を行う人工呼吸器でのモニタに適している。屋外や病院内での救急救命処置用として気管挿管時に使用する携帯式CO_2モニタがある（図2.25）。この機器は携帯用のために小型，軽量化を目標にしてチョッパ方式や比較方式は採用していない。しかも入手が容易な光源を使用することから広範囲の赤外線光波長を含んでいる。そこで検出素子（サーモパイル）の前面に4.3μm光の抽出特性をもつ光学フィルタを挿入してCO_2の検出精度の向上を図っている。この方法によって小型・軽量（約170g）で，しかも電池電源使用で連続7時間以上の測定を可能にしている。この機器の特徴は，吸気時にCO_2ガスがない点に着目して，吸気時に零点校正を行っていることである。したがって，再呼吸法などの吸気にCO_2ガスが混入している場合では，精度は低下する。

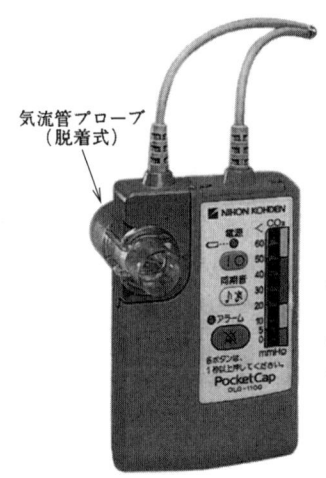

65(W)×(100(H)×22(D)mmの大きさで質量が約170g。測定表示は色別と数値指示で見やすい。気流管プローブは脱着式で気道挿管式人工呼吸路に装着が容易である

図2.25 携帯式CO_2モニタ

2.4.4 呼気ガスの波形測定と誤差の要因

臨床，あるいは生理学上で呼気連続分析が使用される場合に，O_2，CO_2の同時記録はぜひとも必要である。例えば，安価なカプノメータと高価な質量分析器の組合せでは，安易にどこでも使用したいという願望には満足しない。応答速度，サンプル方式，経済性を考慮して比較的適切な組合せと思われるのが，図2.19のポーラログラフ式O_2分析器と図2.24（b）の赤外線吸収法のCO_2分析器（カプノメータ）である。この組合せの具体的な装置例を図2.26に示す。応答速度は100〜200msで，内径1mm，長さ1.5mのビニールチューブによる毎秒3mlの連続サンプリング方式である。この装置の記録例を図2.27に示す。

2.4 呼気ガス分析

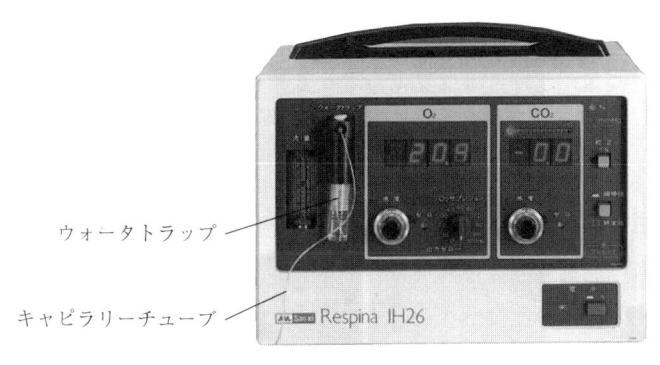

この装置は O_2, CO_2 を同時に測定する

図 2.26 呼気ガス分析装置（日本電気三栄（株）カタログより）

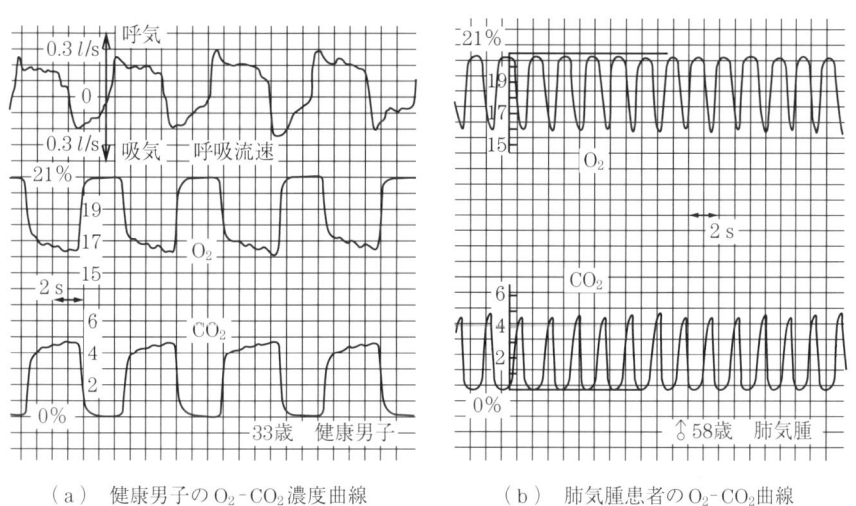

（a）健康男子の O_2-CO_2 濃度曲線　　（b）肺気腫患者の O_2-CO_2 曲線

図 2.27 呼気ガス分析器の記録例

健常人と肺気腫患者の1回換気量の違いを呼吸波形がよく表している。

呼気ガス分析で誤差の要因になるのは温度と水蒸気分圧である。口腔での呼気ガスは体温（例えば37℃）での飽和水蒸気（47 mmHg）を含んでいるので，16％の O_2 とか5％の CO_2 といっても，実際には

$$O_2 : 16\% \times \frac{760-47}{760} \fallingdotseq 15\%, \quad CO_2 : 5\% \times \frac{760-47}{760} \fallingdotseq 4.7\% \tag{2.8}$$

となり，キャピラリーで分析器に導入された呼気ガスが室温（例えば25℃での飽和水蒸気分圧約23.7 mmHg）になれば，その場合は

$$O_2 : 16\% \times \frac{760-23.7}{760} \fallingdotseq 15.5\%, \quad CO_2 : 5\% \times \frac{760-23.7}{760} \fallingdotseq 4.84\% \tag{2.9}$$

となる。どれが正しいのか選択に困る。しかも，47 mmHg から 23.7 mmHg に水蒸気分圧が変化したとき，その差の水蒸気分はどうなったのか。さらに，呼気ガス分析とはいいながら，吸気も分析の対象であるから，空気の温度，湿度も考慮しなければならない。これらの

誤差要因を解決するのに，図 2.26 に見られるような，ウォータトラップ装置を使用する。ウォータトラップは温度を一定に保持して，温度変化によって過剰になった水蒸気分が水滴になった場合にその水滴を捕捉し，吸気として口腔に吸引される空気の水蒸気が飽和していなければ水分を補給する。すなわち，どのような場合でも，ウォータトラップによってサンプルガスの温度と飽和水蒸気分圧は一定に保たれる。この条件のもとに，濃度が既知の乾燥ガスで測定器の感度を校正すれば，精度のよい測定値が得られる。このように，被測定ガスの濃度を，パーセント〔％〕あるいは分圧〔mmHg〕のいずれの単位で表現するにしても，測定精度を考慮する場合に水蒸気の影響を無視することはできない。

2.4.5 呼気ガス連続波形の測定例

すでに，図 2.27 で健常人の呼吸波形と肺気腫患者のそれと比較すれば，肺気腫患者の波形は平たん部がまったく失われた曲線であることがよくわかる。図 2.28 に気管支喘息患者

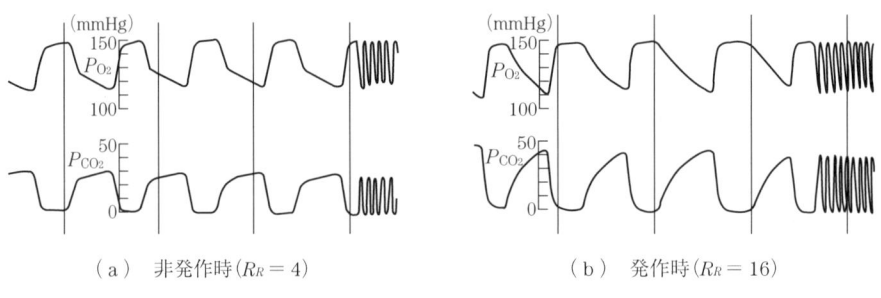

（a）非発作時（$R_R = 4$） （b）発作時（$R_R = 16$）

図 2.28 気管支喘息患者の平常時と喘息発作時の O_2-CO_2 波形

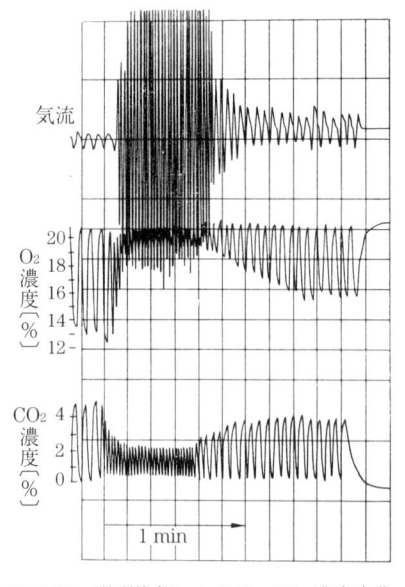

図 2.29 過剰換気による O_2-CO_2 濃度変化 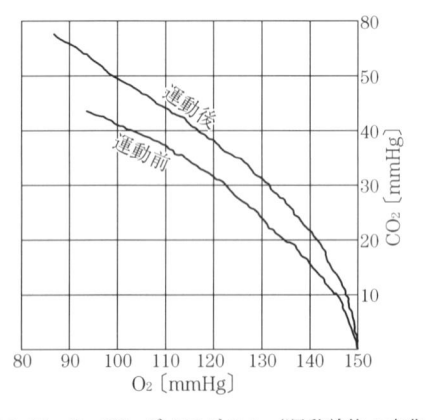　　図 2.30 O_2-CO_2 ダイアグラム（運動前後の変化）

の平常時の呼吸波形と喘息発作時の波形を示す。非発作時（呼吸抵抗 $R_R=4$）には健康人に近い波形であるが，発作時（$R_R=16$）にはまったく異なった波形になっていることがわかる。図 2.29 は過剰換気時にニューモタコグラフと呼吸波形を同時記録した例である。頻度，深さとも増加した過剰換気による換気量の増大をきたした場合で，血液中の CO_2 が過剰に呼出され，血中炭酸欠乏の低炭酸症を起こし，呼吸性アルカリ血症になる状態を示している。また，図 2.30 に O_2-CO_2 ダイアグラムを示す。これは X-Y 記録器で O_2 濃度信号と CO_2 濃度信号を同時記録したダイアグラムである。運動によって O_2 摂取量，CO_2 排出量ともに増大していることが一見してわかる。理論的にはこの曲線から P_{CO_2} や心拍出量を計算することができる。

体育生理への応用もできる。図 2.31 は，競輪選手が自転車エルゴメータにより運動負荷を与えたときの呼気ガスの経時変化を示したものである。運動負荷が増すと呼吸数の増加で

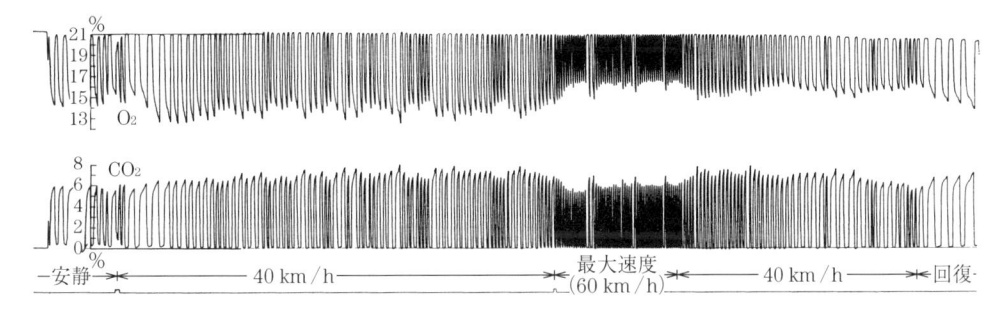

図 2.31 競輪選手の運動負荷時の O_2-CO_2 濃度の経時変化

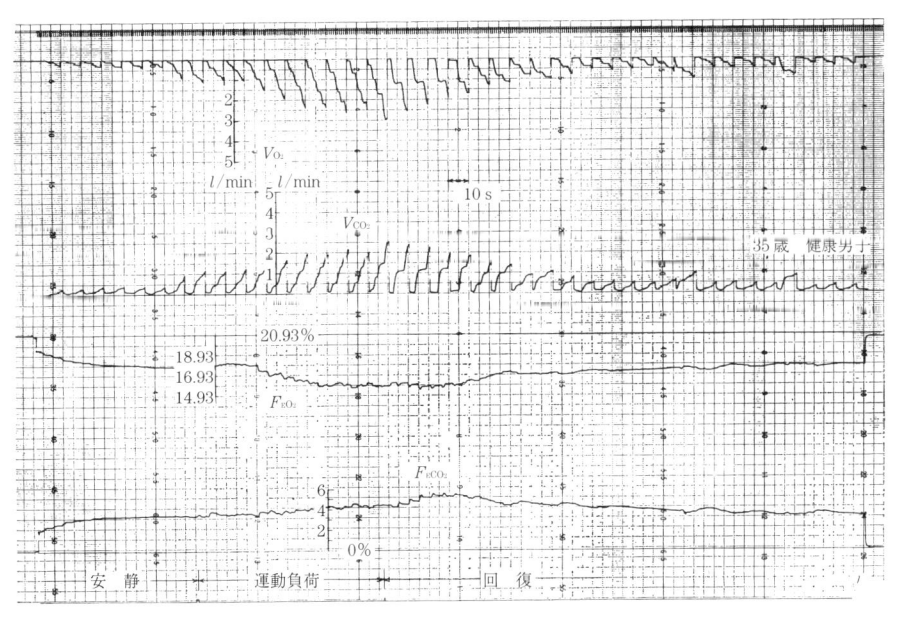

図 2.32 運動負荷時の O_2 摂取量，CO_2 排出量の経時変化

O_2 の供給，CO_2 排出の調節を行っているのがわかる。図 2.32 は，連続ガス分析装置と呼吸流量計を用い，一定時間（同図の場合は 10 秒間）の呼出量（V_{O_2}，V_{CO_2}）と，その間の平均濃度から O_2 摂取量（F_{EO_2}），CO_2 排出量（F_{ECO_2}）をオンラインで演算し，負荷によって刻々と変わる様子を記録したものである。

2.5 呼吸と運動

2.5.1 無酸素運動と有酸素運動

動物が歩く，走る，跳ぶ，物を運搬するなどの運動は筋肉の収縮によって行われる。一般に筋肉というときは骨格筋を指す。骨格筋は自分の意思で制御できる随意筋であるから動物が運動するのは当事者の意思による。その原動力は骨格筋の収縮力による。この現象は筋収縮の"滑り説"といわれている（図 2.33）。神経パルスによる活動電位に誘発されて Ca^{2+} が筋小胞体終末槽から放出され，筋細繊維のアクチン細糸とミオシン細糸に放出される。そしてアクチンがミオシンの間に滑り込んで収縮が行われる。ミオシンは球状の大きな頭部をなし，この頭部にはアクチンと結合する部位と ATP（アデノシン 3 リン酸）を分解する酵素のある部分がある。

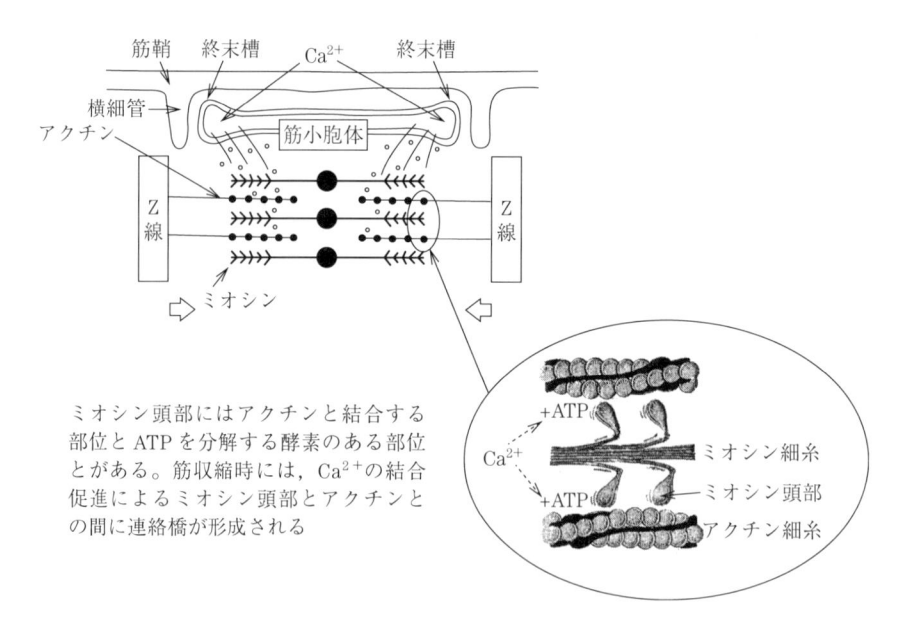

図 2.33 筋収縮時の ATP とミオシンとアクチンの結合

筋肉が収縮するエネルギー源は，まず筋肉内に多少蓄積されている ATP がミオシン頭部の ATP 分解酵素で分解されて得られる。すなわち，ATP が ADP（アデノシン 2 リン酸）に分解されるときに放出するエネルギーで，ミオシン分子の頭とアクチン分子間に連結橋が

形成され，すでにCa^{2+}で活性化しているアクチンと結合を強めて収縮する．次式は，アデノシンAにリン酸を3個結合したATPが1個のリン酸の結合を解くことによって高いエネルギーを放出する状態を示している．

$$A\text{-}P\sim P\sim P \rightleftarrows A\text{-}P\sim P + P + エネルギー \qquad (2.10)$$
$$(ATP) \qquad (ADP) \quad リン酸 \quad 7\sim 10\,kcal/mol$$

すなわち，ATPは生体内のエネルギー変換の仲立ちをする物質で，つぎのように加水分解によって1モル当り約10 kcalのエネルギーを放出する．

$$ATP + H_2O \rightleftarrows ADP + H_3PO_4 + 約10\,kcal \qquad (2.11)$$

通常筋肉のATP含有量は1g当り約$3\,\mu mol$，1回の収縮に使われるATPは約$0.6\,\mu mol$といわれているので，5～6回の収縮でエネルギー源（ATP）は枯渇する．ところが，ATPが分解されると同時に一方ではATPの再合成が進行している．それはクレアチンリン酸（CrP）の働きによる．CrPは肝臓で合成されたクレアチンが血液に溶解して筋肉内に運ばれリン酸化された物質で，ミオシン頭部にある分解酵素（クレアチンホスホキナーゼ）でCrPのリン酸を分離してADPと結合し，ATPにする．このATPは再びエネルギー源となる．これをATP-CrP系と呼んでいる．この反応は非常に速く筋肉を活動させる特徴をもっているが，反応持続時間は極端に短く10秒以下である．筋肉に蓄積されているATPもCrPも量に限界がある．これを補うのがブドウ糖の解糖系によるATP産生である．

ブドウ糖などの炭水化物からエネルギー（ATP）を取り出す代謝には，酸素を使わないでエネルギーを取り出す解糖系代謝と酸素呼吸でエネルギーを得るクエン酸回路・水素（電子）伝達系代謝があるが，まずは解糖系によるATP補給が行われる．

解糖は細胞内で多数の酵素が関与して進行し，グルコース（ブドウ糖）を分解してATPをつくる．一つの糖を酵素で分解するのに2個ATP使って4個のATPを産生するので，総合的には解糖系で2個のATPを生産することになる．解糖系の最後はピルビン酸になるが，乳酸脱水素酵素の作用で最終は乳酸を生成して，酸化・還元が行われなかったと同じ結果になり，図2.34に示すように，この代謝系は酸素の供給をまったく必要としない反応である．これを無酸素運動（アネロビックイクササイズ，anaerobic exercise）と呼んでいる．

乳酸は酵素の作用を抑制する疲労物質である．運動の開始時とか急激に運動を始める際に，乳酸が筋中に蓄積してH^+が増加してpHを低下させる．増加したH^+が転移酵素ホスホキナーゼに作用してATPの再合成を妨げ，Ca^{2+}とアクチン上に結合するトロポニン-トロポミオシン複合体との結合を妨げたりして，アクチンとミオシンの両フィラメントの結び付きを弱める．その結果，筋の収縮力は低下する．すなわち，筋肉が疲労する．無酸素運動ではATP-CrP系から解糖系まですみやかにエネルギーを供給するが，その時間は短く乳酸の発生と蓄積が促進される．

50   2. 呼吸の作用

```
筋肉内に貯蔵されている ATP
   │  ← ATP 分解酵素（ATPase）
   │    ミオシン分子の頭部で行われる
エネルギー放出
   │
   ↓
  ADP          クレアチンリン酸
                  ← ミオシン頭部にある分
                    解酵素（クレアチンホ
                    スホキナーゼ）
              ┌─────────┐
              │クレアチン＋リン酸│
              └─────────┘
   合成  ⊗ ←────┘                ATP‐CrP 系
   │
   ↓
  ATP
   │  ← ATPase
   │
エネルギー放出
   │         ┌─────┐
   │ ←───────│解糖系│
   │         │ ATP │
   │         └─────┘
エネルギー放出
   │
   ↓
  ピルビン酸 ----→ (ミトコンドリア)
   │
   ↓
 乳酸の蓄積（疲労物質）
```

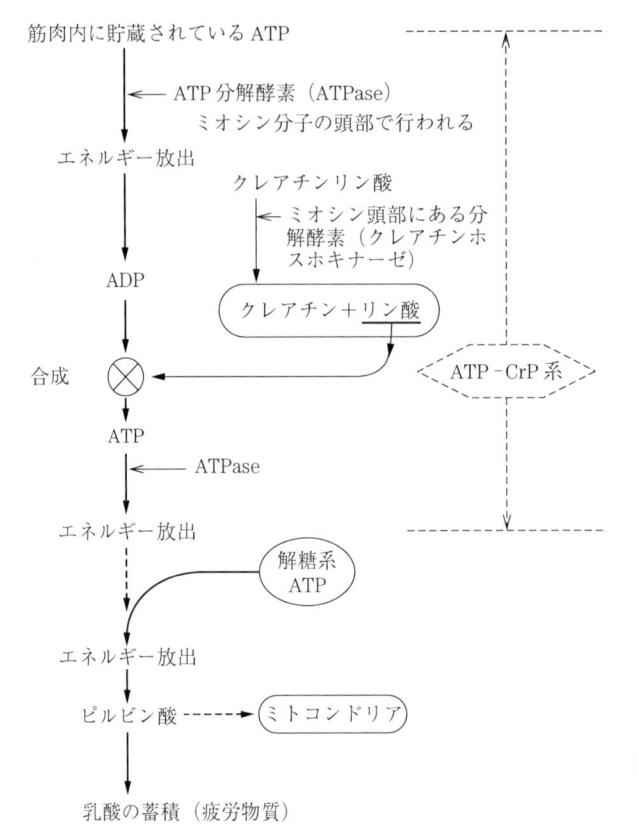

図 2.34 無酸素運動の場合の
　　　　エネルギー代謝

　自然界で最速走行する肉食動物のチータは 100 m を 3.3 秒（時速約 100 km），ライオンは 100 m を 4.5〜6.2 秒（時速約 60〜80 km）程度で疾走するといわれているが，狩の成功率は非常に低い。狩の方法は狙った動物に気づかれないように風下からゆっくりと近づき，適当な距離に狭まったら一気に飛び出して獲物を追う。そのときの速度は上記のごとく速いが，この速度は 200〜300 m 程度しか維持できない。長くて数 10 秒以内の勝負である。この運動はほとんど無酸素運動と考えられるので，いったん獲物に逃げられてしまうと，乳酸の蓄積によって疲労し，再度の挑戦はすぐにはできない。動物実験によると，筋中の乳酸が 0.3 ％に達すると筋は収縮不能になる。運動を停止して安静にしていなければ，筋肉疲労時に産生された乳酸の排出が血液の増加により促進され，H^+ の排出と K^+ の上昇によりアシドーシス（酸血症）が防止されてエネルギー代謝が正常に戻らない。この疲労回復にはかなり時間を必要とするので狩の再開は簡単にはできない。

　ひとは 100 m を 10 秒で走るのが最高速度である。これは時速 36 km に相当する。この 10 秒間のエネルギー産生は無酸素による代謝である。ただし，ひとの場合は疾走の前の準備運動として，すでに酸素を使ってエネルギーをつくる酸素系の運動への移行準備をしている。このために 10 秒の無酸素運動にもかかわらず，乳酸は血行の促進により筋肉内での蓄

積は抑制され，かつ回復も早い。もし準備運動もなくて突然急激な運動を行えば，当然チータやライオンのごとく疲労が強くなり，再起に時間を要する。図 2.35 は競技者が最大努力で全身運動をする際に，運動時間の経緯によって各種のエネルギー供給形態が全エネルギー出力に対してどのような比率であるかを示している。

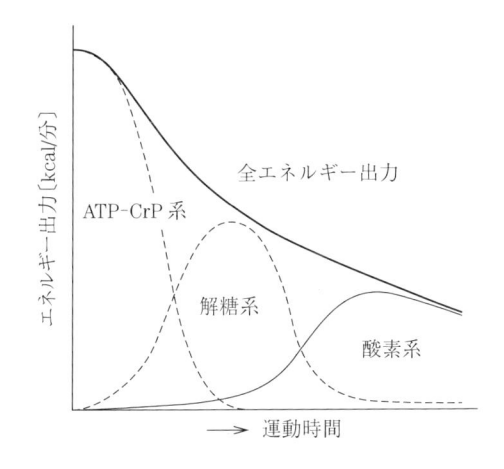

図 2.35 最大努力運動時の各種エネルギー供給機構の時間的，量的関係

無酸素運動での解糖系は，図 2.34 に見られるように，ピルビン酸から乳酸に至って代謝は終了するが，ここで血液を介して組織に酸素（O_2）があらかじめ準備されていれば，ピルビン酸は乳酸にならずにミトコンドリア内に取り込まれてさらに代謝が進行する。ミトコンドリア内のピルビン酸はクエン酸回路（TCA 回路）で 8 個以上の酵素で分解を繰り返し，2 個の ATP を産生すると同時に高エネルギー順位の H^+ あるいは電子（e^-）を伴った数個の補酵素を産出して電子伝達系（呼吸鎖ともいう）に投入される。電子伝達系では H^+ と e^- のエネルギーで酵素による酸化・還元を繰り返して 34 個もの ATP をつくり出し，エネルギーを使い果たした H^+ は待ち構えていた O_2 と結合して H_2O として処理される。このミトコンドリア内での代謝は，H^+ の処理剤としての O_2 が準備されていなければ促進しないというところが特徴的である（図 2.36）。

このように呼吸によって酸素を補給して ATP をつくり，十分なエネルギーを供給できる状態になる。この有酸素エネルギーを使う運動が有酸素運動（エアロビックスイクササイズ，aerobics exercise）である。ブドウ糖からは，酸素を使わない解糖系から酸素を必要とするクエン酸回路，電子伝達系まで，それぞれの過程で ATP が産生されて，無酸素運動から有酸素運動へとエネルギーが供給されている。それぞれの段階で得た総エネルギー量（ATP の数）を表 2.5 に示す。

図 2.35 のように，運動時間が 5 分以上になると解糖系からのエネルギー供給は急激に減少し，酸素系からのエネルギー供給が増加する。さらに運動時間が 30 分から 2 時間にわたると，総エネルギー出力はそれぞれ 34 %，27 % と減少し，その 90 % 以上は酸素系からの

2. 呼吸の作用

図2.36 酸素呼吸代謝系

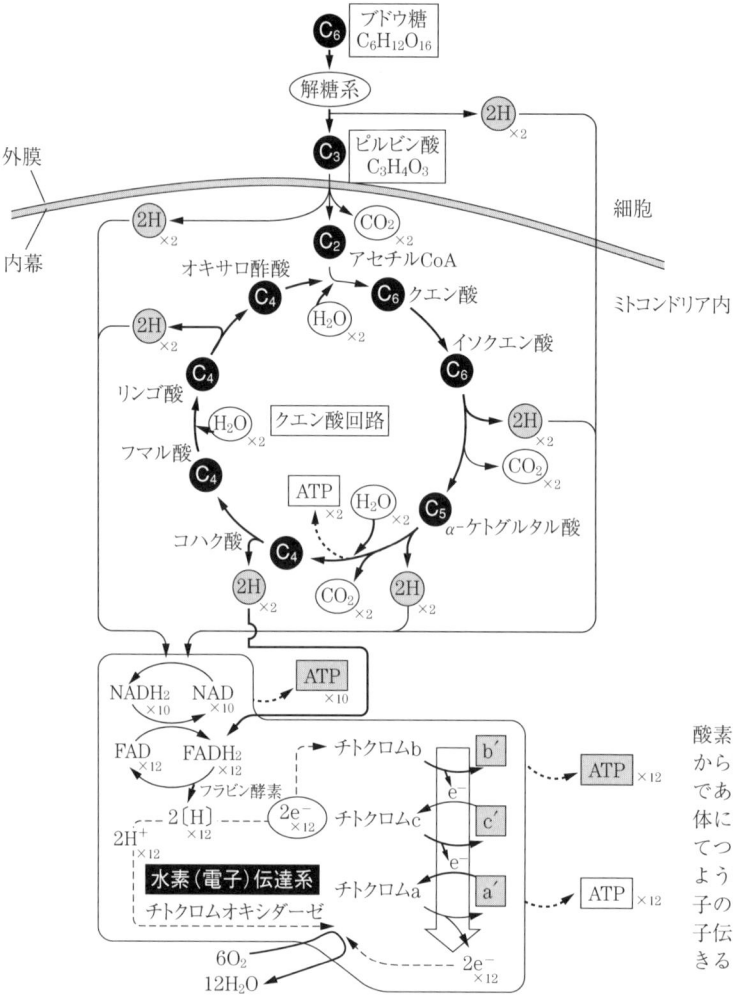

酸素呼吸における酸化は，基質から水素が奪われる脱水素反応である。この水素は，水素受容体に渡り，水素伝達酵素によってつぎつぎに運搬される。このような脱水素・水素伝達は，電子の移動を伴うので脱電子・電子伝達として説明することができる

表2.5 ブドウ糖代謝でのエネルギー産生総量

解 糖 系	$C_6H_{12}O_6$ ブドウ糖 $\xrightarrow[2NAD \quad 2NADH_2]{}$ $2C_3H_4O_3$ + 2 ATP ピルビン酸
クエン酸回路	$2C_3H_4O_3 + 6H_2O \xrightarrow[2FAD \quad 2FADH_2]{8NAD \quad 8NADH_2} 6CO_2 +$ 2 ATP
水素(電子)伝達系	$5O_2 \xrightarrow[10NADH_2 \quad 10NAD]{} 10H_2O +$ 30 ATP $O_2 \xrightarrow[2FADH_2 \quad 2FAD]{} 6H_2O +$ 4 ATP
(総 合 系)	$C_6H_{12}O_6 + 6O_2 + 6H_2O \longrightarrow 6CO_2 + 12H_2O +$ 38 ATP

エネルギーに依存する。すなわち，長時間の努力運動を続けるには有酸素運動でなくてはならない。

運動強度が弱い場合は血中乳酸濃度が安静時とあまり変わらないから有酸素運動は継続できる。しかし，運動強度が増大すると強度に比例して血中乳酸濃度が増加するので有酸素運動はいつまでも続けられない。それは，運動強度の増大に伴い運動筋への酸素供給量が不足し，さらに筋の酸化容量（有酸素的エネルギー発生能力）を超えるので，いっそう乳酸の蓄積が増大するからである。運動中の酸素消費・供給の過程は，まず収縮する骨格筋の酸素消費量が増加して筋組織中の P_{O_2} はほとんどゼロにまで低下する。そこで，血液からの O_2 の拡散が増加するので血中 P_{O_2} はより低くなる。さらに筋の毛細血管床の拡張と安静時に閉塞していた毛細血管の開口によって血液から細胞への酸素の拡散は促進される。安静時には 95〜100 mmHg の P_{O_2} が 60 mmHg 以下となり Hb の酸素解離がいっそう容易になることから，血液からの酸素放出量は増加する。これらの総合効果として血液単位量からの酸素放出量は 3 倍にもなり，また局所血流量は 30 倍以上となるから，運動によって筋の代謝が安静時の 100 倍になってもそれをまかなうことができる（**表 2.6**）。しかし，このような全血液から酸素を最大限消費しての運動がどのくらい続けられるかは，酸素を体外からいかに効率よく補給されるかにかかわっている。

表 2.6 骨格筋の動脈血および静脈血の酸素量

	安 静 時		激しい運動時
	動脈血	静脈血	静脈血
P_{O_2} 〔mmHg〕	97	40	15
P_{CO_2} 〔mmHg〕	40	46	
S_{pO_2} 〔%〕	97	75	16
O_2 含有率〔ml/dl〕	約 20	15	3
O_2 放出量〔ml/dl〕		5	17

2.5.2 肺機能の測定

高強度の運動を持続させる能力（全身持久力）を決定する重要な要因に最大酸素摂取量（V_{O_2max}）がある。これは有酸素的エネルギー発生能力の定量的尺度であるが，主として肺から血液に摂取され，心臓のポンプ作用によって筋に運ばれる酸素の量によって決まる。つまり，有酸素運動がどのくらい続けられるかの尺度でもある。その意味でも V_{O_2max} は呼吸循環系の機能的尺度ともいえる。心臓や肺の持久力および血管などの組織活動によって心拍出量が最大になったときの脈拍数と動・静脈血の酸素濃度差から求められる。酸素摂取量は大略安静時の毎分 250 ml から 4 000 ml にまで増加し，肺胞への分時排泄量は 200 ml から 8 000 ml にまで増加する。

54　2. 呼　吸　の　作　用

このように換気量（酸素摂取量）は仕事量に比例して増加するが，呼吸・循環機能にはおのずと限界があるため V_{O_2max} が有酸素運動の限界となり，これを上回るような激しい運動では，最大限に呼吸・循環機能を働かせても，その運動の酸素需要量をまかないきれず，無酸素（解糖系）でエネルギーを供給することになる。その分だけ乳酸が蓄積される。この乳酸は最終的には血流によって肝臓に運ばれ酸素の存在のもとでグリコーゲンに合成されるのであるから，その分だけあらかじめ酸素の消費を予約したことになる。酸素負債は，運動開始直後のように運動強度の低いところでのATP-CrP系の無酸素的エネルギー供給（酸素借）による酸素負債（図2.37（a））と，高強度運動の乳酸に起因する酸素負債（図（b））とがある。酸素負債が大きければ回復に時間がかかるが，特に乳酸性負債は長時間が必要である。

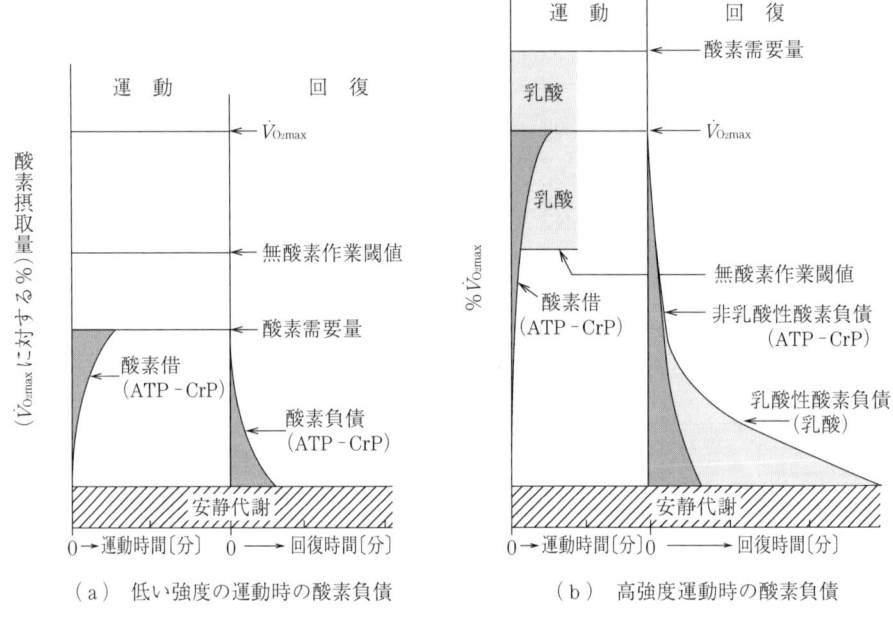

（a）低い強度の運動時の酸素負債　　（b）高強度運動時の酸素負債

最大酸素摂取量（V_{O_2max}）を100%として評価する

図2.37　運動中の酸素摂取量と酸素負債との関係

V_{O_2max} の測定は図2.38（a）のごとくトレッドミル上を走行し，5分以上にわたり被検者を最大努力で疲労困憊させる。そのときの図（b）に示す運動強度因子である最高心拍数が200－年齢 以上，呼吸交換比 $R=1.0$ 以上，血中乳酸濃度が $10\,mM/l$ 以上，PRE（主観的運動強度ともいう）が19～20に達したときの1分間の酸素摂取量を測定する。被検者の顔面にきつく装着したマスクより導出する呼気ガスの流量，O_2 濃度，CO_2 濃度を適切なセンサで，1回呼吸ごと（breath by breath）に，あるいは分時平均法で検出し，かつ同時測定する心電図から心拍数を監視して，上記因子条件を満足した状態で酸素摂取量（体重1kg当り $ml/(kg \cdot 分)$ で評価）を算出する。この測定法は被検者を限界まで運動させるので危

2.5 呼吸と運動　55

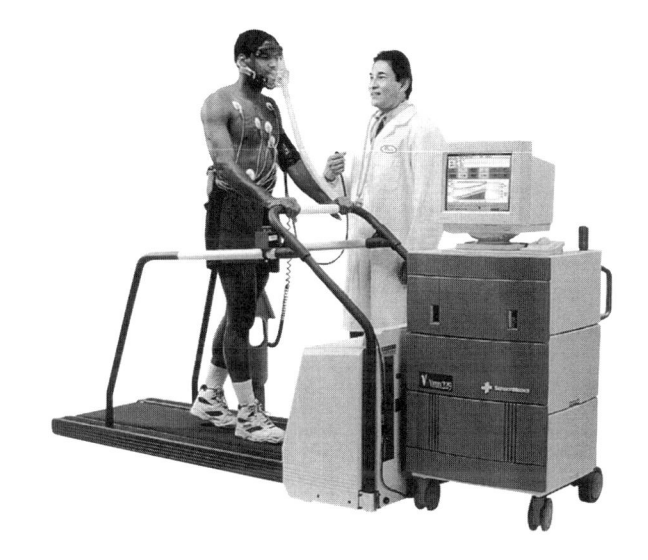

トレッドミル走による負荷測定法
（a）呼吸代謝測定装置の例（日本光電（株）カタログより）

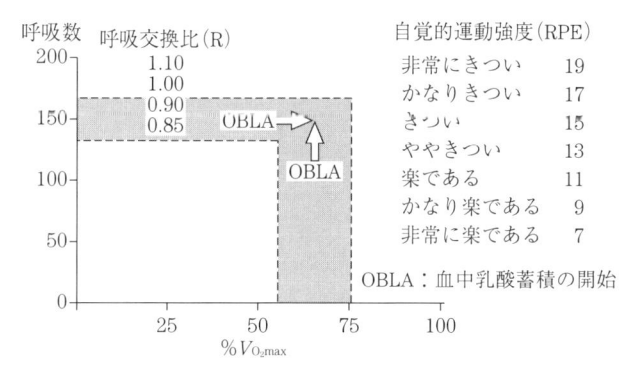

（b）運動強度と指示する因子間の相互関係（米国スポーツ医学会"運動処方の指針"より）

OBLA：血中乳酸蓄積の開始

図 2.38　最大酸素摂取量の測定法

険を伴い，さらに採血による乳酸値の確認も必要なので，当然医師の立会いが必要である。

　V_{O_2max} はスポーツの作業成績と非常に高い相関がある。この値は最大換気量と酸素摂取率の積で決まるが，トレーニングによる改善は明らかに最大換気量に見られる。トレーニングの初期では心拍出量の増加が関与するが，次第に呼吸筋の発達に伴う1回換気量の亢進が V_{O_2max} の増大に貢献する。スポーツ競技者は V_{O_2max} の増加を目標にトレーニングを続けるが，前述のとおりこの値を直接測定するのは検者，被験者ともに多大の労力を要する。本来，運動能力はからだに乳酸をあまり蓄積させないで有酸素運動を持続する能力であるから，運動強度を増加していく過程のどの時点で有酸素運動が無酸素運動になっていくかが重要である。それは運動負荷に対してどの点で血中乳酸濃度変化が編曲点となるかである。この編曲点が有酸素運動と無酸素運動の境界で，無酸素性作業閾値（anaerobic threshold, AT）と呼んでいる。

　AT は図 2.38（a）のトレッドミル負荷による呼吸代謝測定装置で容易に求められる。運

動負荷と換気量（V_E），CO_2排泄量（V_{CO_2}），心拍数（H_R）の組合せによるさまざまなグラフが装置のプログラムによって自動的に得られる。その一例を図2.39に示す。図（a）は採血による血中乳酸値のグラフと非常によい相関があり，ATはこの簡便な測定法で十分表現されている。

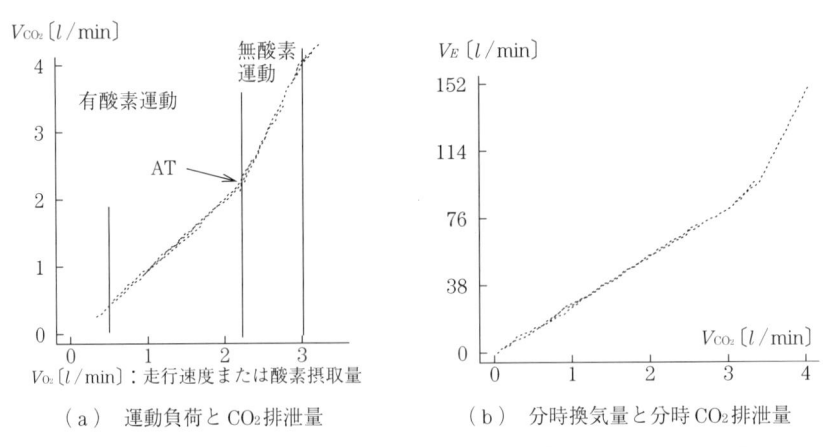

（a） 運動負荷とCO_2排泄量　　（b） 分時換気量と分時CO_2排泄量

図2.39 呼吸代謝測定装置による運動負荷とAT（anaerobic threshold）

ATは個人差があり，しかもV_{O_2max}の50〜70％の範囲であるとみなされている。ATの偏差は個々人の体力，年齢，素質，鍛錬などのさまざまな要因によるが，例えばあまり運動をしなかった人ではATがV_{O_2max}の50％前後であり，持久走などでよく鍛えた若い人では70％であるといった具合である。競技者がトレーニングの成果を「ATを高めること」に傾注しているのは，有酸素運動領域を拡大するばかりでなくV_{O_2max}を向上させることにつながるからである。

2.5.3 体力の増進

今日の文明社会は，飽食の時代で，自動車の依存度が高く，運動不足と体力低下著しく，それに伴い高血圧と肥満を伴う不健康な生活に浸り勝ちになる。歩く機会が著しく減少し，それによって体力や健康の衰えが心配になる。そこで，中高年者になると，少しでも体力増進を図るため，あるいは成人病予防のために積極的に運動をする気運になる。運動といってもまず歩くことである。五体満足な成人が運動療法として一日に一万歩"歩こう会"をつくってみんなで目標達成に励んでいるという。このような現象を聞くにつけ，われわれは肉体的にはなんと怠惰な日常生活を送っているかと嘆きたくなる。ほんのわずかな距離でも自動車で移動し，15分程度で歩ける距離をバスで通勤し，"おふくろの味"を外食に求める生活をしていれば，成人病に冒されるのも当然といえるし，若年者が成人病予備群になることは容易に予想できる。

2.5 呼 吸 と 運 動　　57

　かつて，日本ではひとは歩くことが日常生活を営むうえでの基本であった。日本の医療チームが1977年から，成人病にまだ冒されていない地域の生活習慣を知るためにネパールの人たちの生活を調査している。調査に参加した九州大学健康センター大柿哲郎助教授（編集当時）の報告（光電HART，4，日本光電（11.1995）より）では，ネパールのほとんどの地域で肥満や高血圧，糖尿病，虚血性心疾患を予想させる心電図異常など，およそ成人病にかかわる因子は見つかっていない。速度88～90 m/分で2時間でも3時間でも歩く。しかも，最大酸素摂取量は各年代とも日本人に比べて20～25％も高く維持されている。これに対して，われわれは60～70 m/分程度の速度でせいぜい10分程度しか連続で歩いていない。歩くことが健康維持・促進のための基本であることは古今東西を問わず変わりがない。

　ひたすら歩くというだけでは，どのくらいの速さで，どのくらいの時間を歩けばよいかという目標が設定できないし，ましてや運動療法で成人病の予防や体力充進を目的とすることになれば，適切に歩いてその効果を評価しなければならない。エアロビックスを行っているスポーツクラブなどでは，正しく効果的に"歩く"とか"走る"ことを指導してくれる。エアロビックイクササイズは有酸素運動であるから，ある程度長い時間運動を続けて心肺機能と筋力を高めることを目的としている。それには周知のトレッドミルやエルゴメータがよく使われる。

　トレッドミルは図2.40（a）のごとく移動するベルト上を反対方向に歩いたり走ったりする装置で，図（b）の操作パネルでは走行ベルトの傾斜，ベルトの速度，運動時間の設定，テレメータによる心拍数測定値の表示などができる。個人差のある人々の体力の維持向上を

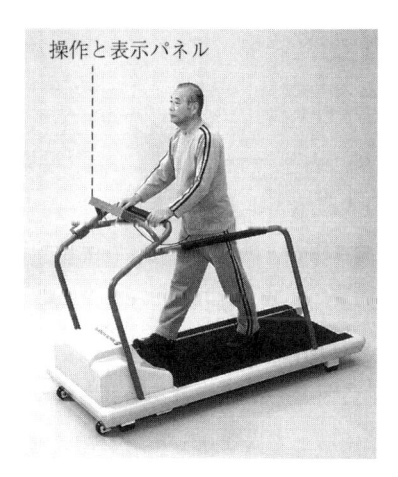

テレメータ式の心拍数測定機能により
心拍制御トレーニングができる

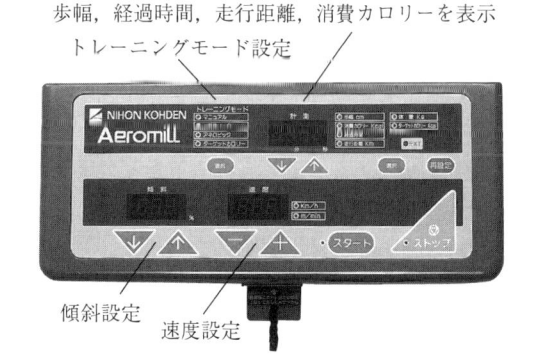

（a）　トレッドミルでの運動　　　　　　（b）　操作パネル上でのモード設定と表示

図2.40　トレッドミルによるトレーニング（日本光電（株）カタログより）

図るには，運動の強さ，時間，頻度あるいは運動の種類が適切に処方されなければならないが，有酸素運動の範囲では酸素摂取量と心拍数が直線関係にあることから，心拍数が運動の強さを表す目安として使われる。効果のある運動強度の目標心拍数を運動強度因子である最高心拍数の60〜80％に設定されるが，具体的に何％にするかは事前の体力測定，トレーニングの経験の有無，積んだ経験の程度などによって決める。トレーニングの効果は，例えば図2.41のように，回数を重ねるごとに同じ目標心拍数でも走速度（運動負荷）が大きくなるし，さらに目標心拍数を高めてトレーニングを重ねればいっそうの体力増進につながる。

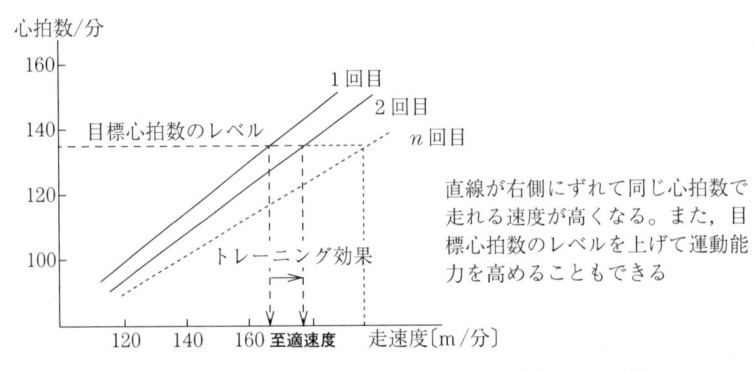

図2.41 走るトレーニングを継続したときに期待される効果

心拍数は運動中の代謝要求を反映し，測定が容易であることから生理的ストレスの指標として広く用いられている。例えば，若者を対象としたトレーニング実験から，トレーニング効果が得られる運動の強さの閾値は次式に示すように心拍数の増加率の60％であるという。

$$心拍数の増加率〔\%〕 = \frac{運動中の心拍数 - 安静時心拍数}{最高心拍数 - 安静時心拍数} \times 100 \tag{2.12}$$

すなわち，60％の増加率に相当する分時心拍数は

$$(最高心拍数 - 安静時心拍数) \times 0.6 + 安静時心拍数 \tag{2.13}$$

となる。このように心拍数の増加率〔％〕と実測した最大酸素摂取量の相対値（％$V_{O_2 max}$）との間にはほぼ等しい関係にあることが認められている。また，最高心拍数（200−年齢）と安静時心拍数との差は心臓の拍動の余裕力とも考えられるので，運動処方を作成する際の，漸次負荷を増加しながらテストを続けるメニューの目標心拍数の設定に利用される。

運動療法での体力（心肺機能や筋力）の向上は，運動負荷と心拍数の調和を保ちながら進めるが，競技を目的としたスポーツ選手は，一般人とはまったく異なるトレーニングによる生理的適応性を取得して運動に対処している。その一例を図2.42に示す。この図は，3人の大学生が55日間有酸素運動的トレーニングを行ったときのトレーニング前後のデータと，6人の高度にトレーニングを積んだ長距離走者と比較表示している。この図が意味していることは，第一に競技者は一般人よりどの酸素摂取水準についても一回心拍出量がはるかに大

2.5 呼吸と運動

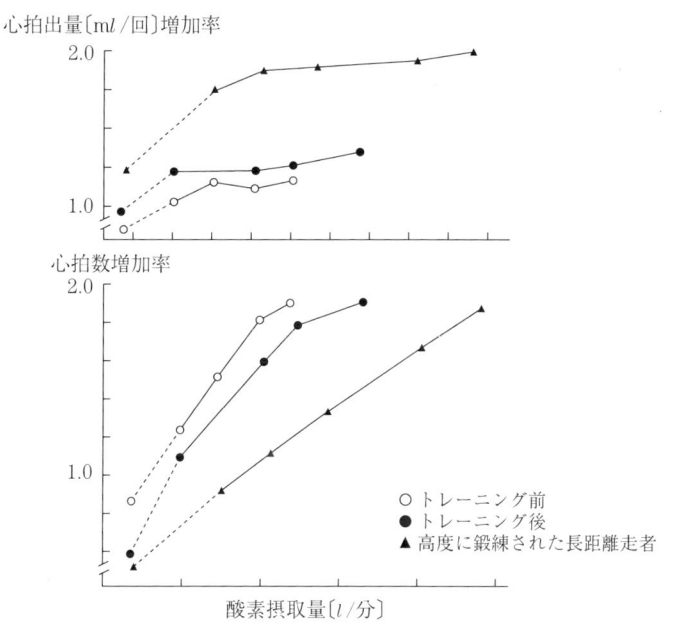

図2.42 トレーニングによる循環系因子の変化

きいこと，第二に両者の最高心拍数にはそれほどの差がないのに一般人はより早く運動能力の上限に達してしまうことである。一方，動静脈酸素分圧差が両者間にはほとんどないことが確認されているが，それにもかかわらずスポーツ選手が一般人よりはるかに酸素摂取量が得られるのは，一回拍出量が大きく分時心拍出量が多くなるためと考えられる。

いずれにしても，これらは有酸素運動であるから，あらかじめ心肺機能を高めておくためのウオーミングアップ（準備運動）や，運動後に蓄積される乳酸の除去率を速めて疲労回復の促進を図るクーリングダウン（整理運動）を必ず行わなければならない。誰であっても，どんな運動であっても，ウォーミングアップとクーリングダウンを欠かしてはならない。

有酸素運動能力を亢進する方法の一つとして高地トレーニング法があり，水泳やマラソンに取り入れられてその効果が実証されてきた。ローマや東京オリンピック大会にエチオピアのビギラ・アベベ選手がマラソンで驚異的な記録を達成したことが，高地トレーニングに大きな関心をもたれる契機になった。高地トレーニングは心肺機能を強化すると同時に，血液学的には赤血球数を増加させて運動能力を高めようとすることである。Hbで酸素を運搬する機能をもつ赤血球は，通常高度によって大きく変動する。酸素が稀薄な高地に長期にわたって居住すると，環境空気中の酸素不足が骨髄を刺激し，赤血球を増加させて酸素運搬を補償している。高度1 000 mに居住していると赤血球数は約530万/mm³，3 000 mでは約660万/mm³，7 000 mで約830万/mm³というように，平地の450〜500万/mm³に対して大幅に増大するといわれる。

登山などで一時的に高地に行った場合には，酸素不足に対処するため，脾臓などから貯蔵血液を放出して酸素不足を補うが，滞在が長期にわたると腎臓でつくられる赤血球産生刺激因子であるエリスロポエチン（erythropoietin）というホルモンが直接骨髄に作用して赤血球の増産を促進する。この現象は，高地では動脈血酸素分圧および動脈血酸素飽和度とともに低下し，生理的に低酸素血症の状態になるので，少ない酸素を効率よく末梢組織へ運搬しようとして二次的に赤血球が増加されるのである。このように，生理的に増加した赤血球数の状態で運動することは，ガス交換やエネルギー代謝を活発にして運動能力の向上に役立っている。

空気中の酸素が少ない高地では，酸素の摂取を多くするために一回換気量，呼吸数を大きくして分時換気量を増大し，さらに生理的適応性によって赤血球が増大して組織への酸素の供給をまかなう。これが，いわゆる生体の合目的な代謝作用である。この生体の環境への代謝作用は，環境変化がゆっくりであれば十分に適応できるが，急激な変化には身体の負担が大きくなり，適応性が欠如する。

スイスの観光地として年間約50万人も訪れる有名なユングフラウヨッホ（標高3454 m）へは，登山電車の始発駅クライネシャディーク（標高2061 m）から約20分で1400 m上昇する。毎年数人の観光客が急速な登頂で酸素不足による順化（代謝作用あるいは適応作用）についていけず事故を起こしている。一挙に3000 mまでつり上げられてもらったばかりに，降りたとたん，心臓麻痺を起こして倒れるケースはかなりある。1979年ケーブルカーと登山電車で，この"乙女の背"に一気に「つり上げられてもらって」バッタリ逝ったのは20歳のたくましい青年であった。順化の効用は年齢には関係ない。

代謝作用が働いて順化がうまく進行しても，酸素不足は完全に補償することはできない。高度3000 m以下の低い高地では，安静にしていればなんの異常な症状も起こらず代謝作用が酸素不足をほぼ完全に補償しているように見えるが，運動をすると酸素不足の影響が明白になってきて運動能力が低下したりする。例えば，3000 mの高地では気圧が525 mmHg，酸素分圧は110 mmHgとなり，平地（気圧760 mmHg，酸素分圧160 mmHg）に比べて最大酸素摂取量が大略13％も低下するといわれる。最大酸素摂取量と高度との関係から，運動とか労働が高いところへ行くほど苦痛になることが想像できる。

高地における運動では，あらかじめ長期滞在による順化の程度が問題になる。平地に住んでいる人が高地に移動した場合の赤血球や血色素の増加はゆっくりしているが，1〜2週間もするとかなり増加する。高地に滞在してトレーニングをすると順化が加速され，酸素を取り入れる能力（最大酸素摂取量の亢進）が高まって，平地に戻ったときに長距離走や水泳などの有酸素運動の遂行が有利になり，好記録が期待できる。

一方，平地居住者がかなり長期間にわたって高地順化した場合の運動能力と，同じ高地に

育成・生活している高地居住者の運動能力とでは運動負荷時の応答特性には著しい差があることが知られている。高地居住者は，例えば，単なる高地順化者に比べて骨格筋の赤筋細胞に含まれる白色タンパクのミオグロビン濃度が高い，運動負荷後の乳酸やピルビン酸の血中濃度が少ないなどの，低酸素環境にあっても運動時の増大した酸素需要を効率よく満足させる特別な機構が働いているのではないかと考えられている。

　しかし，高地トレーニングに問題がないわけではない。それは，せっかく高い費用と時間を費やしても，平地に戻ると効果が急速に失われてしまうことである。せいぜい2～3週間しか続かないのではないかといわれている。高地での順化とまったく逆の人体の順応性によるものなのだろうか。そうはいっても，現在も大きな競技大会に向けて，例えば，人工的な低酸素環境下でのトレーニングや1 100 mの高地山中でのトレーニング，さらには日本人がよく好むコロラド州都デンバーの北西部でロッキー山脈東側山麓標高3 500 mの町ボルダーでのトレーニングと，さまざまな経験的，科学的手法を取り入れて記録に挑戦している。

3. 血液成分

3.1 血液ガス分析

3.1.1 血液によるガス（O_2, CO_2）運搬

〔1〕 **O_2 の運搬** 一般に，気体が液体中に溶解するときには化学的溶解（化学的結合）と物理的溶解の二つがある。血液中の大部分の O_2 は赤血球中のヘモグロビン（Hb）と化学的に結合して組織に運ばれる。**図3.1**に示すように，肺胞膜を通過して血漿中の拡散した O_2 は赤血球中に入り，速やかに Hb の Fe（鉄）と結合して酸化ヘモグロビン（HbO_2）となる。通常 Hb との反応は

$$Hb + O_2 \rightleftarrows HbO_2 \tag{3.1}$$

と表示されるが，ヘモグロビン1分子は4個の構成単位（各構成単位は Fe^{2+} を含むヘム

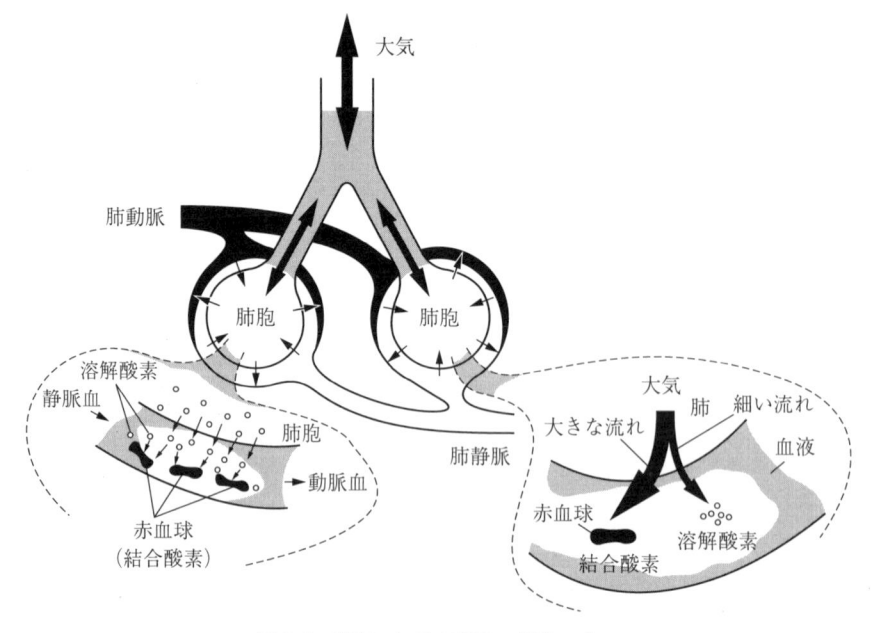

図3.1 肺胞における酸素の拡散モデル

(heme) がタンパクのポリペプチド鎖に結合したもの) をもつので Hb_4 となり，実際には次式に示す四つの段階を経て O_2 の4分子と反応して最終的に Hb_4O_8 となる．

$$Hb_4 + O_2 \rightleftarrows Hb_4O_2, \quad Hb_4O_2 + O_2 \rightleftarrows Hb_4O_4,$$
$$Hb_4O_4 + O_2 \rightleftarrows Hb_4O_6, \quad Hb_4O_6 + O_2 \rightleftarrows Hb_4O_8 \tag{3.2}$$

Hb が酸化して Hb_4O_8 になるのに 0.01 秒以内ときわめて迅速な反応である．O_2 を放出した Hb は還元ヘモグロビンと呼ぶ．この脱酸素化現象も酸化の場合と同じく迅速に反応する．

Hb のうち，何％が O_2 と結合しているかを酸素飽和度 (S_{O_2}) という．血液を純酸素と平衡させると ($P_{O_2} = 760$ mmHg)，Hb の S_{O_2} は 100％となる．このとき 1g の Hb は 1.34 ml の O_2 と結合している．健康人の血液の Hb 濃度は平均 15 g/dl (男子で 16 g/dl, 女子では 14 g/dl) なので，1 dl の血液は S_{O_2} が 100％飽和されると 20.1 ml (1.34×15) の O_2 を結合し得ることになる．Hb の酸素の結合能は，4個の構成単位を結合しているポリペプチド鎖の相互関係を動かすことによって決まる．ペプチド鎖の動きは，ヘムの位置の変化を伴い，緩和した状態では O_2 は結合しやすく，緊張状態では O_2 は結合しにくくなる．

Hb の S_{O_2} と P_{O_2} との関係を示す曲線を Hb の酸素解離曲線という (図 3.2)．Hb が少量の酸素と結合しているときには，ペプチド鎖の動きは緩和状態になりやすく，さらに多くの酸素の取込みが促進される．これが酸素解離曲線の特徴である S 字状を示す理由である．Hb と O_2 との親和性は式 (3.2) の第1段階よりも第4段階のほうが何倍も高い．図の酸素

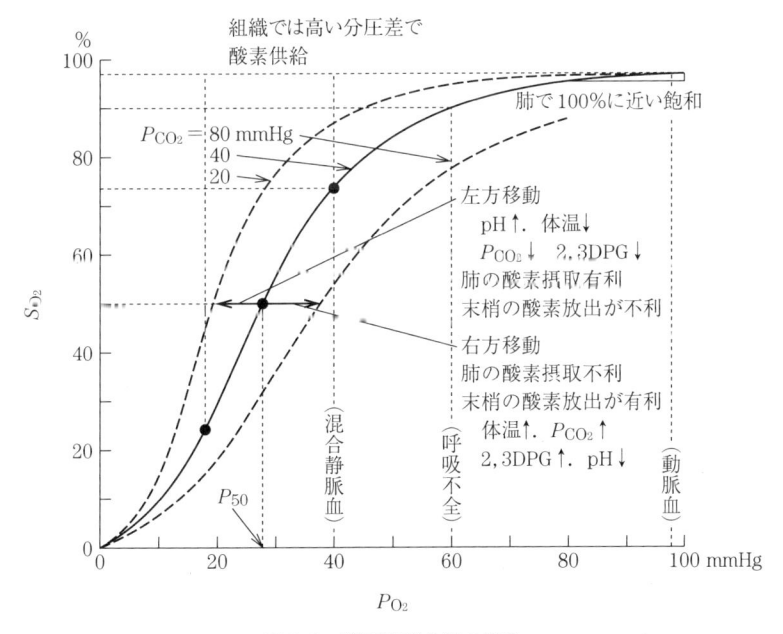

図 3.2 酸素解離曲線の移動

解離曲線に影響を及ぼす条件としてpH,温度,2,3-DPG (diphosphoglycerate) の三つの要因がある。すなわち,これらの要因によってS字曲線は左右に移動する。

右方移動は酸素が不足している状況,すなわち酸素をより多く必要とする状態で,運動時,発熱,高地居住,貧血の場合に相当する。pHが低下すると還元ヘモグロビンが酸化ヘモグロビンに比べてよりH^+と結合しやすくなってO_2の親和性が低くなる。体温が上昇するとO_2分子運動が増加して化学的結合が緩和する。赤血球内の解糖過程で産生される2,3-DPGはHbとO_2との結合調整能をもち,O_2運搬への需要が高まる高地居住,定期的な運動,貧血時に増加する。また,血液のCO_2含有量が増加するとpHは低下するので,P_{CO_2}が上がれば酸素解離曲線は右方へ移動する。これらの要因による右方移動は,同じ分圧でもO_2を解離しやすくなる。左方移動は右方の移動要因と逆方向の変化によって行われる。例えば,pHが上昇すれば,一定量のO_2と結合するのにより低いP_{O_2}でよい。このような右か左かの移動の程度を示す便利な指標としてP_{50}が用いられる。これはヘモグロビン(Hb)が飽和量の半分のO_2と結合する際のP_{O_2}を示す。P_{50}が高ければ高いほどHbのO_2親和性は低いことになる。

図3.2では,$P_{CO_2}=40$ mmHgの曲線上の位置P_{50}が左右に移動する状態を示している。この曲線で,P_{O_2}が100 mmHg近傍ではS_{O_2}は97%前後であり,P_{O_2}が60 mmHgに低下しても曲線が平たんであるために,S_{O_2}は90%に保たれる。P_{O_2}がこれ以下に下がると曲線の下行脚をたどってS_{O_2}の低下を招く。そこで,臨床ではP_{aO_2}(動脈血O_2分圧)$=60$ mmHgを呼吸不全判定の基準にしている。一方,P_{O_2}が40 mmHgの近傍(混合静脈血O_2分圧:$P_{vO_2}=40$ mmHg)ではS_{O_2}は約75%で曲線の急峻部に当たり,わずかなP_{O_2}の変化でO_2を組織に容易に放出するので血液から組織への拡散は良好に保たれる。

図3.1に見られるように,O_2の一部は,赤血球に化学的結合することなく分子のままで血漿中に物理的に溶解している。この溶解している量はP_{O_2}に比例し,P_{O_2} 1 mmHg当り血液100 ml中に0.0031 mlの割合であり,P_{O_2}が100 mmHgで0.31(=0.0031×100)ml/dlときわめて微量で,化学的結合量の1%程度に過ぎない。血液1 dlに化学的結合と物理的溶解によって取り込まれたO_2の総和を酸素含量C_{O_2}(ml/dlあるいはvol%)という。具体的には上述のように算出できるが,現実的な呼吸環境の値を示す**表3.1**を利用すると,動脈血のO_2含有量C_{aO_2}は19.79 vol%,静脈血のO_2含有量C_{vO_2}は15.23 vol%となる。したがって,肺胞の拡散によって血液に取り込まれる酸素量は次式となる。

$$C_{aO_2}-C_{vO_2}=4.56 \text{ vol}\% \tag{3.3}$$

すなわち,100 ml中に4.56 mlの酸素を摂取したことになる。肺には心拍出量に等しい血液が流れるので,1分間の心拍出量を$\dot{Q}$〔ml/min〕,酸素摂取量を$\dot{V}_{O_2}$〔ml/min〕とすると

$$\dot{V}_{O_2}=\dot{Q}\times(C_{aO_2}-C_{vO_2}) \tag{3.4}$$

表3.1 血液ガスの血中濃度〔ml/dl〕
（ヘモグロビン濃度は 15 g/dl）

ガス	動脈血 P_{O_2}：97 mmHg P_{CO_2}：40 mmHg HbのO_2飽和度：97%		静脈血 P_{O_2}：40 mmHg P_{CO_2}：46 mmHg HbのO_2飽和度：75%	
	溶解ガス	結合ガス	溶解ガス	結合ガス
O_2	0.29	19.79	0.12	15.23
CO_2	2.62	46.4	2.98	49.7
N_2	0.98	0	0.98	0

となる。心拍出量は安静時，運動時，個体差によって異なり，これらの状況に応じて酸素摂取量（消費量）も変化する。

血液ガスの成分は酸素飽和度の S_{O_2} やガス分圧で表現するが，S_{O_2} はHbの酸素結合状態の割合〔%〕であるから理解しやすいが，液体である血液を酸素分圧（P_{O_2}）や炭酸ガス分圧（P_{CO_2}）で評価するのには違和感がある。実はこの分圧は物理的に溶解しているガス分子のことで，血漿中を自由に飛び回っている O_2 ガスや CO_2 ガスを意味している。例えば，上述の 100 mmHg のガス分圧を示す O_2 は血液 100 ml の中で 0.31 ml の容積をもったガスとして存在する。したがって，血液に血液ガス分析装置の電極を接触させると，飛び回っている O_2 分子が電極に到達して分圧が測定できるのである。

〔2〕 **CO_2 の運搬** 末梢組織で生産される CO_2 は物理的溶解，カルバミノHb，重炭酸イオン（HCO_3^-）の形で血液中に包含されて，肺に運搬される。

物理的に血漿中に溶解する CO_2 の溶解係数は O_2 の 20 倍以上あるが，それでも表 3.1 に示すように溶解し得る CO_2 は動脈血で 2.62 vol%，静脈血で 2.98 vol% とわずかである。この血漿中の物理的溶解量は肺胞に運搬される全 CO_2 の 7～9% の範囲にとどまっている。

赤血球中に入った CO_2 は，HCO_3^- とカルバミノHbの形態に化学反応を起こして運搬される（図 3.3）。赤血球内に入った大部分の CO_2（全 CO_2 の 80～85% に相当する）は赤血球中に多量に存在する炭酸脱水酵素の作用によって速やかに $H^+ + HCO_3^-$ に解離する。遊離した H^+ イオンはHb内で処理され，HCO_3^- は赤血球膜を通過して血漿中に放出される。赤血球内のイオン平衡を保つために Cl^- イオンが赤血球中に取り入れる。この現象をクロール移動と呼んでいる。カルバミノ結合とは，Hbを構成するアミノ酸のアミノ基（NH_2）と CO_2 がカルボキシル基（COOH）に変化して結合し，カルバミノ・Hbを生成することである。カルバミノ結合は全 CO_2 の 5～10% である。

このようにして血液で運搬される CO_2 は，肺胞に達すると逆の反応をたどって末梢組織から授受した状態の CO_2 となり肺胞へ放出される。体表面から検出される CO_2 分圧は，O_2 の場合と同様に，血漿中に物理的に溶解している CO_2 のガス分子のことで，静脈血 100 ml

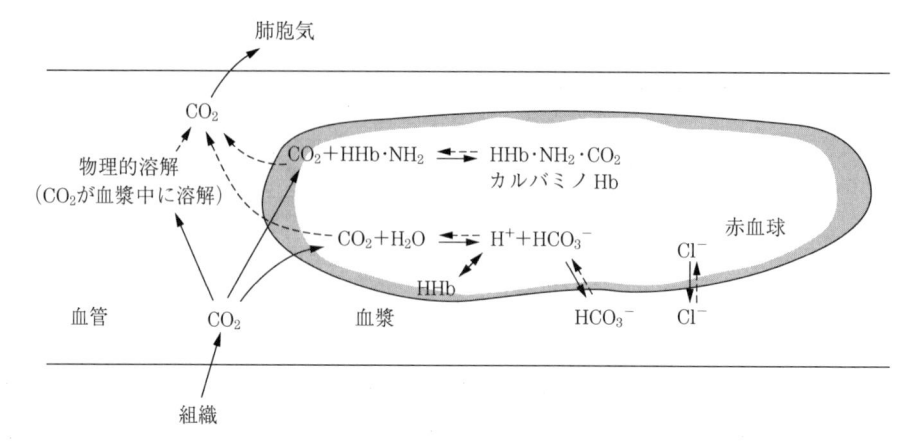

図3.3 CO_2 の血液中の運搬

中に約 3 ml の容積をもったガスを測定対象としている。

3.1.2 クラーク電極式 O_2 分析器

クラーク電極式 O_2 分析器の構造を**図3.4**に示す。この構造は図2.19のポーラログラフ式 O_2 分析器と大略同一であり，化学反応式も式 (2.6) と同じである。また電極間に電圧を加えるのも同じである。すなわち，クラーク電極法は血液中の P_{O_2} を直接測定する方法で，呼気ガス中の O_2 を測定するポーラログラフ式の先駆的な役割を果たしている。

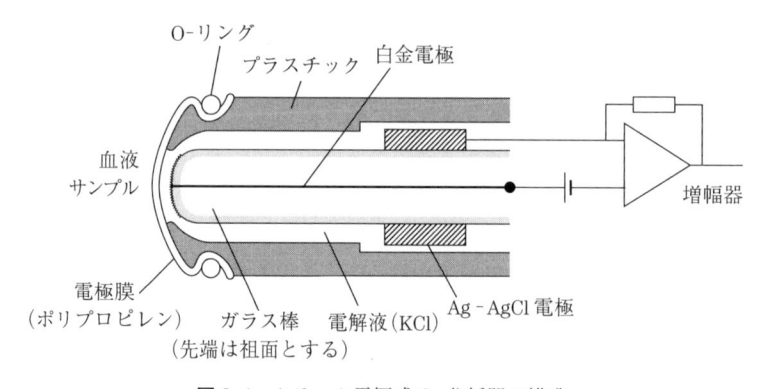

図3.4 クラーク電極式 O_2 分析器の構造

電解質溶液中に二つの電極を浸して直流電圧を加えると，電気分解が起こり電極間に電流が流れる。血液中の酸素は電気分解を助長するので，電流を測定することにより酸素の量がわかることになる（式 (2.6)）。陰極に使われている白金線を全血に直接さらすと，電流は流れるが，正電荷のあるタンパク分子が陰極についてここを覆ってしまい，次第に電流が流れなくなってしまう。そのためにClarkは電極を守るために膜を使用することを考案した（L.C. Clark，1956年）。膜には厚さ 10～30 μm のテフロン，ポリプロピレン，シリコンな

どが試みられている．現在この膜には 20 μm のポリプロピレン膜が用いられており，これにより電極自体には酸素分子のみが到達し，タンパク分子の陰極への付着という問題がなくなった．このようなポリプロピレン膜を使用する電極をクラーク電極と呼んでいる．

ポリプロピレン膜と電極の間には導電性の電解液 KCl にリン酸バッファーを加え，白金線電極の直径は 20 μm とたいへん小さくして測定中の酸素消費を少量に抑制し，少量の電解液で長時間連続して安定に測定できるようにしている．電極間印加電圧は 0.6～0.7 V 程度で，発生する電流は 1 mmHg の O_2 当り 10^{-11} A と微量である．白金電極を支えるガラス棒は，図 3.4 に図示のごとく，先端をざらざらにして電極・膜間に少量の電解液がたまり，かつ両極間の連絡を保つ構造となっている．この構想は図 2.19 に示されたポーラログラフ電極の構造に受け継がれている．

3.1.3 シェベリングハウス電極式 CO_2 分析器

P_{CO_2} 測定用電極はガラス電極と Ag-AgCl 比較電極から構成されている．このガラス電極は水素イオン（H^+）のみを通過させる特性をもっているので，本来は pH 電極として使用されている電極である．このガラス電極に追加的構造を施して，CO_2 のみに感度をもつようにしたのが P_{CO_2} 電極である．シェベリングハウス（Severinghaus）がこの改良を行い実用化したのでシェベリングハウス電極と呼ばれている．この構造を図 3.5 に示す．

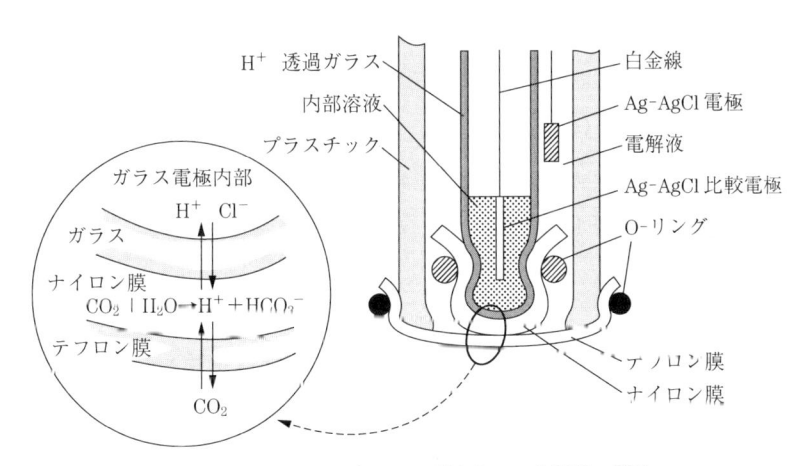

図 3.5 シェベリングハウス電極式 CO_2 分析器の構造

サンプルである血液は厚さ 12 μm のテフロン膜あるいはプラスチック膜に接して血漿中に溶解している CO_2 ガスを通過させる．テフロン膜は電解液である重曹（$NaHCO_3$）水に浸したナイロン膜を介してガラス電極に接合している．テフロン膜を通過した CO_2 はナイロン膜内で次式の化学反応を行う．

$$H_2O + CO_2 \rightleftarrows H^+ + HCO_3^- \tag{3.5}$$

ガラス電極は CO_2 で電解した H^+ のみを通過させて電極内部液に溶解する。ガラス電極内では pH を変化させるので，結果的には CO_2 はガラス電極内の pH を測定することと原理的には同じである。電解液の重曹はつねに

$$NaHCO_3 \rightleftarrows Na^+ + HCO_3^- \tag{3.6}$$

になり得るので，HCO_3^-（炭酸水素イオン）濃度は式 (3.5) の反応の影響は少ない。さらに電解液には重曹にグリセロールを加えて電極内に気泡がたまるのを防止し，NaCl を加えて Ag-AgCl 比較電極を安定化させる。

このように，P_{CO_2} 電極は pH 測定電極にテフロン膜を加えた構造である。テフロン膜を通過するのは荷電されていない CO_2 や O_2 などの分子だけで，H^+ などの荷電されている分子は通過しない。したがって，血漿に物理的に溶解している血液中の CO_2 は，ナイロンに含まれている電解液の薄い層へ拡散して平衡に達する。平衡状態では

$$[H^+][HCO_3^-]/[CO_2] = K \tag{3.7}$$

となり，水に溶けている CO_2 の量 $[CO_2]$ と分圧との関係は CO_2 の溶解度常数（Bunsen 係数）を a とすると

$$[CO_2] = aP_{CO_2} \tag{3.8}$$

となるので，式 (3.8) を式 (3.7) に代入して両辺を対数表示すれば

$$\log P_{CO_2} = -pH + pK + \log[HCO_3^-] - \log a \tag{3.9}$$

となる。

HCO_3^- は式 (3.6) に見るように大量に存在し，大略一定なので，次式となる。

$$\log P_{CO_2} = C - pH \quad (C：常数) \tag{3.10}$$

この対数式を変換して pH から P_{CO_2} が求まる。すなわち，Ag-AgCl 電極と Ag-AgCl 比較電極との差電圧から，P_{CO_2} は pH の変化として測定されることになる。

3.1.4 pH 測 定

pH の測定は，ガラス電極法によって行う。先の P_{CO_2} 測定に使用した H^+ だけを通過させるガラスの性質を利用する。すなわち，感応部に薄い pH 感応ガラス膜を用いた電極で，ガラス膜の両側に検体と内部液の水素イオン活性量差に応じた電位差（E）が発生する。電位差 E はつぎのネルンスト（Nernst）の式による。

$$E = \frac{RT}{F} \log \frac{a_2}{a_1} \tag{3.11}$$

ここで，R：気体定数，F：ファラデー定数，T：絶対温度，a_1, a_2：内と外の H^+ 濃度である。この式は，図 3.6 に示すように，内側の内部極と外側の比較電極間に発生する電位差で，この電位を計測して検体の pH を知る。図中のガラス電極では，pH に反応するガラス

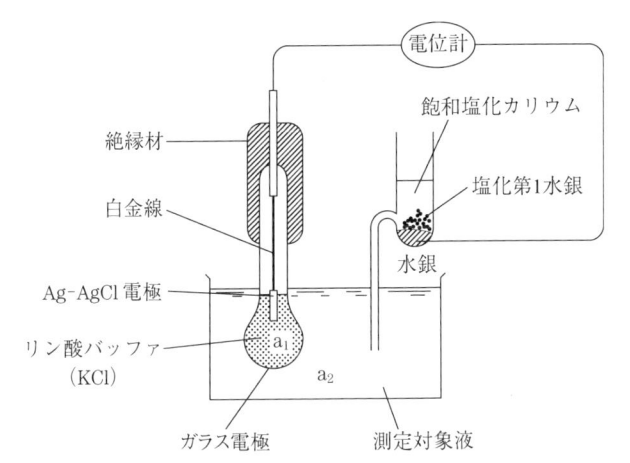

図3.6 pH計の原理

内にKClを含んだリン酸緩衝液を封入して基準液とし，この中にAg-AgCl電極を取り付ける。このようにするとガラス薄膜内部の電位は一定となるので，ガラス電極で生じる電位差は外部液とガラス薄膜で生ずる電位に依存することになる。一方，外部に基準電極（比較電極）として水銀（Hg），塩化水銀（HgCl：甘こう電極），あるいはAg-AgClが用いられる。基準電極の具体的な設置は，測定対象液との間に飽和KCl（塩橋）でつなぐ方法を採用している。このようにすると，検体の電解質，タンパク荷電に変化があっても，基準電極での電位がほとんど変わらなくなるという効果がある。pH計の構成を図3.7に示す。

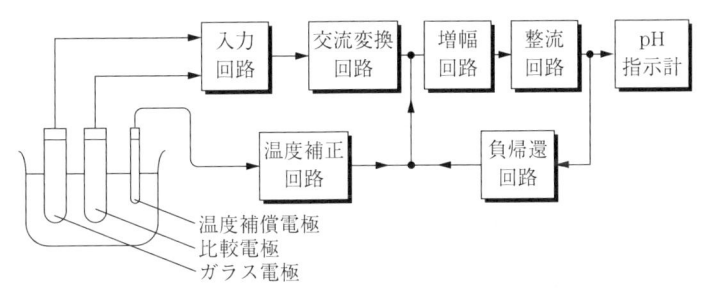

図3.7 pH計の構成

pH計は，式(3.11)で見られるように絶対温度 T に比例するので，装置の構成は温度補償電極を使用している。実際の測定系では式(3.11)はつぎのようになる。

$$E = E_0 + N \log aH^+ \tag{3.12}$$

ここで，E_0：定数（ガラス膜内部の電位など），N：ネルンスト定数（37℃で61.5 mV），aH^+：水素イオン活量である。したがって，pHは次式となる。

$$pH = \frac{E_0 - E}{N} \tag{3.13}$$

この E_0 や N は経時的に変化したり，汚れによって変動したりするので，測定前の校正が必要になる。校正には pH 値の異なる数種類の標準液がある。なお，ガラス電極，比較電極の実際の構造例を図 3.8 に示す。

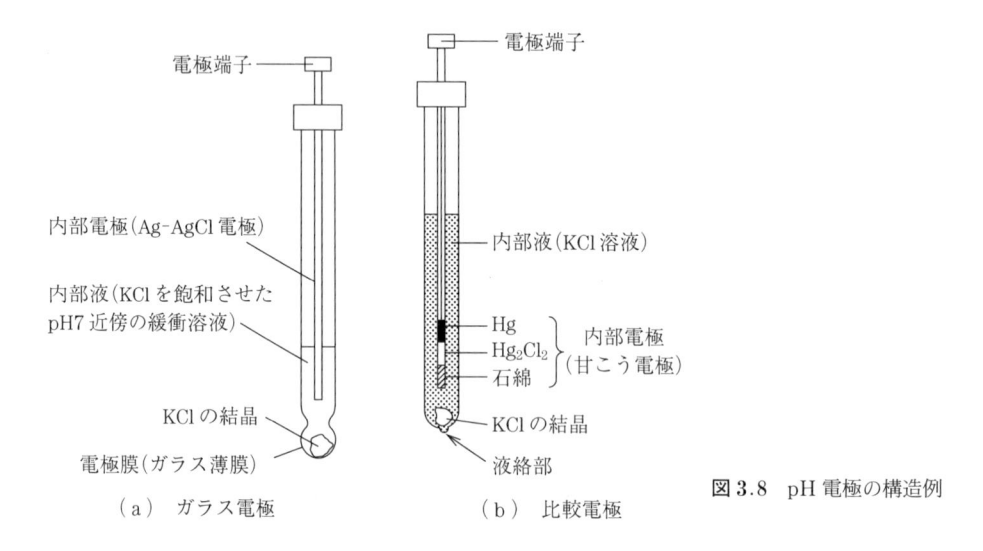

（a） ガラス電極　　（b） 比較電極

図 3.8　pH 電極の構造例

3.1.5　経皮血液ガスモニタ

クラーク電極式 O_2 分析器とシェベリングハウス電極式 CO_2 分析器は，いずれも検出膜が血液に直接接して測定が行われたが，経皮血液ガスモニタは体表面に検出膜を接着させる方式のセンサを用いるので，非侵襲的な測定法である。装着するセンサ部を加温することで動脈血の血漿中の溶解している O_2 および CO_2 をガス化して血管から拡散させる。このガス化した O_2，CO_2 のそれぞれの分圧をクラーク式およびシェベリングハウス式分析法と同じ原理で連続して測定する。この場合，おのおのの分圧は皮膚を介して得られるので，一般に tcP_{O_2}，tcP_{CO_2}（tc は transcutaneous の略）と記述している。

いままで，血液に直接接触する両者の分析器はべつべつのセンサとして取り扱ってきたが，現在では，経皮血液ガスモニタは両方のセンサが一体化された複合型センサとして使用することが多くなっている。複合型センサの模式図を図 3.9 に示す。センサ内に配置されたAg-AgCl 電極（基準電極），O_2 検出用の白金電極，CO_2 検出用のガラス電極の三つの電極上に KCl や重曹水を含んだ電解液をしみ込ませたスペーサを載せ，その上に透過膜を密着させて取り付ける。皮膚表面に密着した透過膜を通してガスは取り込まれるが，O_2，CO_2 ガスを透過するスペーサ内での化学反応は式 (2.6)，(3.10) となり，O_2 と CO_2 が同時に測定できる。センサには，加温のためのヒータと温度測定用のサーミスタが内蔵されて温度を一定に制御する。

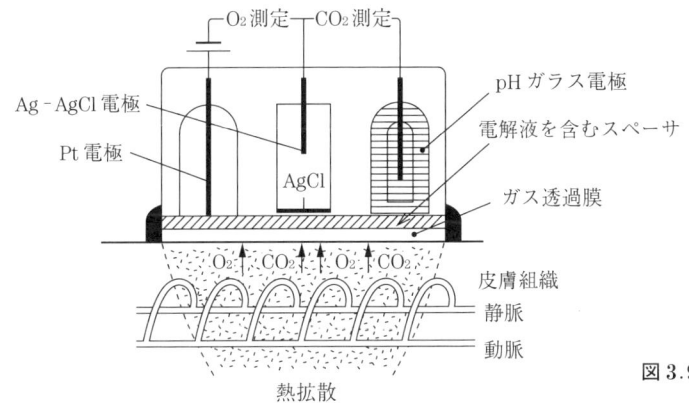

図 3.9 複合型センサの模式図

実際の装置例を図 3.10 に示す。センサは直径が 15 mm ほどの円盤形状で，センサを標準ガスで自動校正した後に，皮膚表面に両面接着テープで貼り付けて使用する。この経皮ガスモニタは，採決の必要がなく連続してモニタリングできることから，酸素障害の予防や呼吸状態のモニタとして，採決が困難な未熟児・新生児に広く用いられた。しかし，皮膚加熱温度が 42 ℃（場合によっては 44 ℃まで設定可能）とやや高いので長時間使用すると軽度の熱傷斑点を生じる可能性があり，またセンサの透過膜の装塡や両面接着テープの装着などに多少の熟練を必要とするなどの難点がある。IEC の医用電気機器安全通則（IEC 601-1）では患者装着部の温度は 41 ℃を超えてはならないと規定されているが，このモニタの装着部温度は新生児の重要な情報を提供するという観点から，個別規格として 42～44 ℃が認められている。電気的インピーダンス測定の「新生児呼吸モニタの重要性」の項で述べたように，未熟児・病的新生児にとって心電図，呼吸，血中ガス情報は不可欠なものである。したがって，2～3 時間の装着で赤い斑点や軽い熱傷を起こす恐れがあるにもかかわらず，経皮ガスモニタの必要性は衰えることはなかった。幸いなことに，現在ではパルスオキシメ

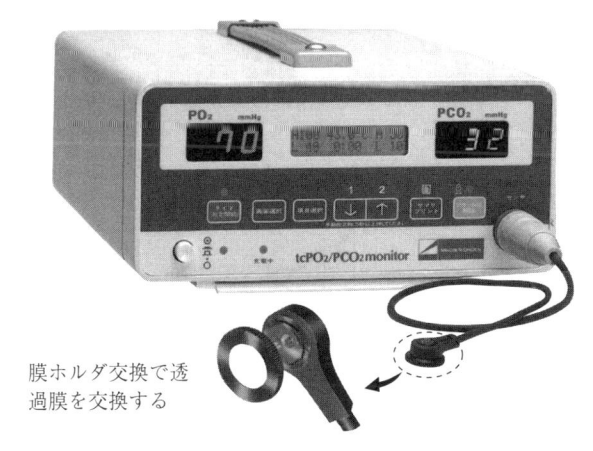

膜ホルダ交換で透過膜を交換する

直径 19 mm，高さ 9 mm

血液中の O_2，CO_2 分圧を同時に測定できる

図 3.10　経皮血液ガスモニタ（日本光電（株）カタログより）

3.1.6 パルスオキシメータ

パルスオキシメータは光を使って無侵襲かつ連続的に酸素飽和度を測定する装置である。動脈血酸素飽和度を知ることは，呼吸機能，特に血液とガス交換を示す拡散機能を中心に換気・分布の総合的な機能を評価する点で重要である。しかも，耳朶や指先をプローブで挟むとか額や足にプローブを貼るなどして，簡単に長時間にわたって体表面から測定できる大きな利点をもっている。酸素飽和度は体内に酸素をどのくらい取り込んだかの指標として，全 Hb のうちの HbO_2（酸化ヘモグロビン）の比率をパーセント〔％〕で表したものである。

動脈血中の Hb が肺胞の拡散によって O_2 と結合して HbO_2 となり，体内に運搬されるのはよく知られている。その際に，O_2 を多く含んでいる動脈血は HbO_2 の比率が大きいために赤色の吸収が少なく，鮮やかな赤色に見える。O_2 を消費した静脈血は還元ヘモグロビン（Hb）を多く含んでいるので黒みがかって見える。この違いは，照射する光の波長による光吸収特性に関係する。血液の光吸収特性を図 3.11 に示す。図 (a) からわかるように，酸化ヘモグロビン（HbO_2）は赤い光の吸収が少なく，逆に還元ヘモグロビン（Hb）は赤い光の吸収が多い。Hb の含有率によって光波長の吸光度特性が異なり，特定波長 660 nm と 940 nm の光では，O_2 の有無による脈波振幅が明りょうに異なる（図 (b)，(c)）。

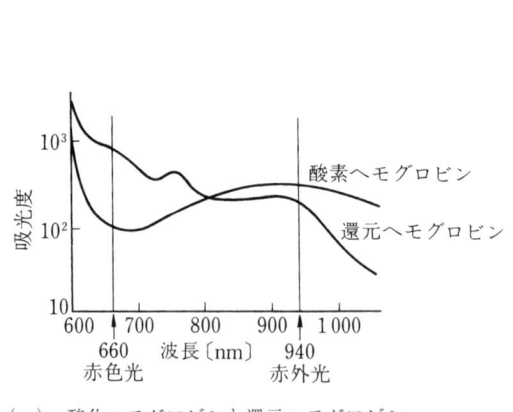

(a) 酸化ヘモグロビンと還元ヘモグロビンの吸光特性

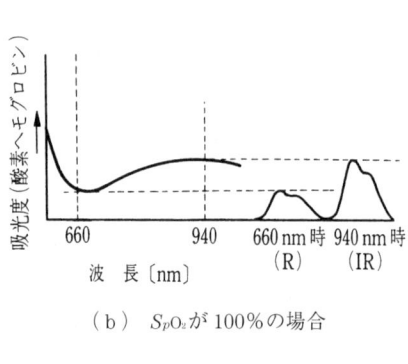

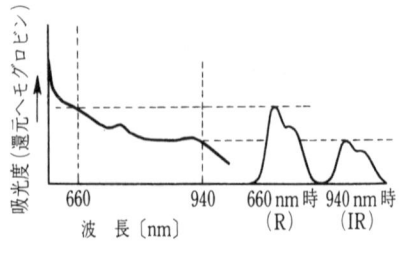

(b) S_pO_2 が 100 % の場合

(c) S_pO_2 が 0 % の場合

図 3.11 血液の光吸光特性と脈波の振幅

指などの比較的薄い部位に光を当て，吸光度の変化を記録すると図 3.12 (a) のようになる。この脈波部分は，拍動による動脈内血液量の変化によるものである（図 (b)）。脈波の振幅は拍動で生ずる血流量の変化のほかに照射する波長によっても変化する。図 3.11 (b), (c) に示す二つの波長光によって得られる脈波の振幅は酸素飽和度に左右される。酸素飽和度はこの光電脈波の比によって決まる。これを求めるには Lambert-Beer の法則による。Lambert の法則は"濃度の等しい溶液では吸収される光の程度は液層の長さに比例する"ものであり，Beer の法則は"液層の長さが等しいときは吸収される光の程度は濃度に比例する"という。

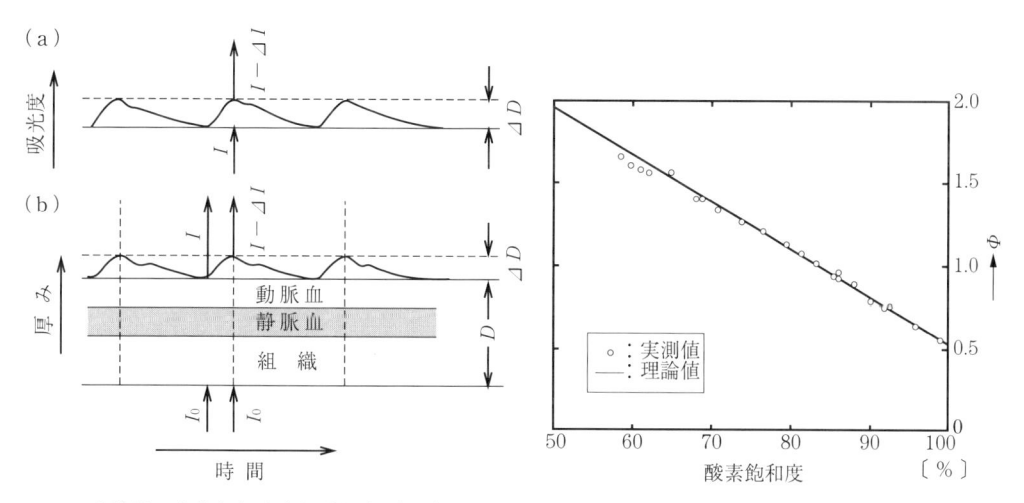

血液量の変動と光電脈波（光透過特性）の関係

図 3.12　パルスオキシメータの原理

図 3.13　ひとの指尖の酸素飽和度と脈波振幅の関係（青柳卓雄：パルスオキシメータの誕生とその理論，臨床麻酔学会誌，10 (1990) より転載）

この法則を図 3.12 の脈流に適用すると吸光度 A は

$$A = \log \frac{I_0}{I} = ECD \tag{3.14}$$

ここに，I_0：入射光量，I：透過光量，E：吸光係数，C：濃度，D：厚さであり，厚みの変化 ΔD に対する透過光量 ΔA は

$$\Delta A = \log \frac{I_0}{I - \Delta I} \approx EC\Delta D \tag{3.15}$$

となり，波長 660 nm と 940 nm に対するそれぞれの透過光量変化 ΔA_1 と ΔA_2 の比 Φ は

$$\Phi = \frac{\Delta A_1}{\Delta A_2} = \frac{E_1}{E_2} \tag{3.16}$$

となる。ただし，E_1：波長 660 nm の動脈血の吸光係数，E_2：波長 940 nm の動脈血の吸光係

数である。酸素飽和度と Φ の関係は図 3.13 に示すように直線関係にあるから，Φ が決まれば酸素飽和度も決まる。なお，採血によって測定された動脈血酸素飽和度を S_aO_2 と表記するが，パルスオキシメータで測定した値は採血によるものと区別するために S_pO_2 と表す。

　パルスオキシメータの具体的な装置の構成を図 3.14 に示す。二つの波長の光はタイミング回路によって交互に発光し，組織を透過した受光信号はこれに同期してそれぞれ復調・増幅された後，その出力の比，すなわち Φ を求める。図 3.13 より Φ の値から S_pO_2 値を算出する。さらに，動脈流の脈波を利用しているので，当然心拍数も測定できる。

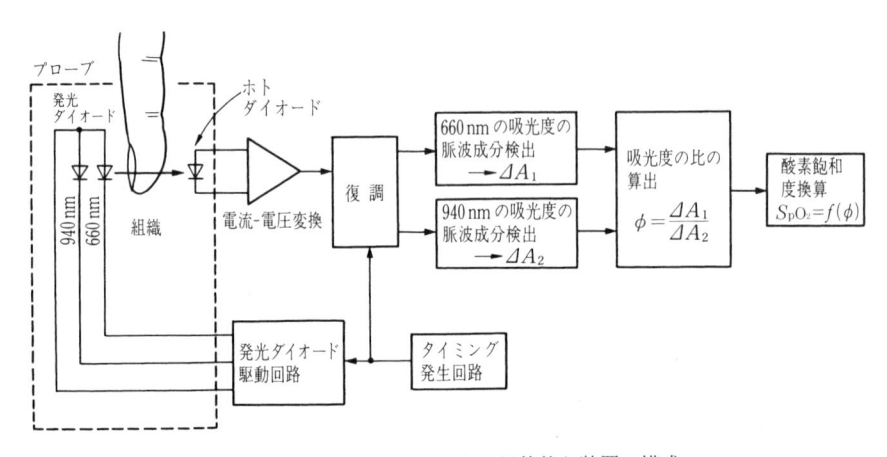

図 3.14　パルスオキシメータの具体的な装置の構成

　S_pO_2 値は理論的に Φ と直線関係にあるから，校正は不要であるとの考え方がある。その一方で，発光ダイオード波長のばらつきや復調増幅部の感度設定偏差などを考慮すると，校正が不要とはいいがたい。この製品が米国で一躍脚光を受けて急速に普及した時期に，同国では医師の指導のもとで健常人を被験者にして特定の部屋に在室させ，その部屋の空気の酸素濃度を段階的に変えて，その都度採血による S_aO_2 値とパルスオキシメータの S_pO_2 値を測定し，両者を比較校正して，その際に使用した機器を原器として製品を生産した。最近では，図 3.15 に示すごとく，米国の FDA は製品の製造許可に際して 5 段階のオキシメータ法の測定値との校正手順を定めている。

　パルスオキシメータは S_pO_2 値と心拍数をディジタル表示するのが普通であるが，最近ま

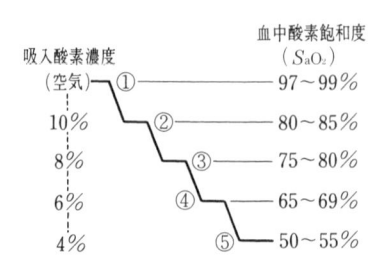

健常者を被検者として 5 種類のガスを吸わせ S_aO_2 値と S_pO_2 値を比較する。

図 3.15　米国における"desaturation study"の手順

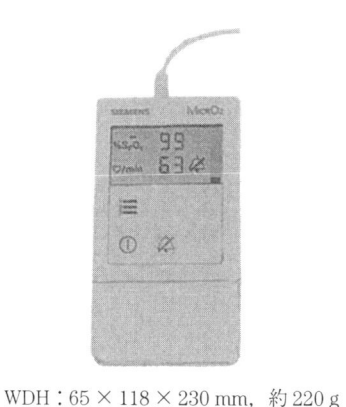

WDH：65 × 118 × 230 mm，約 220 g
（a） 小型ポータブル式機器（シーメンス社製）

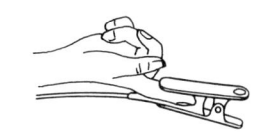

指先透過型

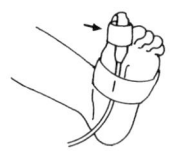

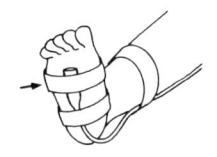

足親指巻付け型　　足底貼付け型（反射型）
（b） プローブのいろいろな型

図 3.16　パルスオキシメータとプローブの使い方

すます小型，軽量になり，本体は図3.16（a）に示すようにポケットに入るような形状で，装着部は図（b）のように指先，足親指，足底など使用目的によって使い分けができる。例えば，未熟児・病的新生児の動脈血のO_2含有量（呼吸機能の成果として）のモニタには児に負担を強いることなく連続的に使用できる。在宅酸素療法の対象患者の最適な高濃度酸素供給がモニタできる。さらに，基本的なことは，手術中（麻酔中）の必須のモニタの一つの要素として認定されていることである。このようにパルスオキシメータが広く利用されているのは，生体への装着が容易，患者への負担の軽減（無侵襲），呼吸と循環の両方の情報（$S_{p}O_2$と脈拍数）が得られるなどの特徴があるからである。

3.2　自動血球分析

3.2.1　血球の種類

　血液は，生命維持に欠かせない栄養素や酸素を運ぶ一方，ホルモンや老廃物の運搬，生体防御や体温調節などの，生体の恒常性維持に深くかかわっている。血液の細胞成分が血球で，液体部分が血漿である。血球の種類とその作用などについては表3.2に示すとおりである。

　赤血球はO_2を各組織へ運ぶとともにCO_2を運び去る働きをしている。その赤血球は，赤芽球という幼若型の細胞からつくられるが，鉄や各種アミノ酸，脂肪酸を材用として，いろいろな物質の助けを借りて生成される（図3.17）。特にビタミンB_{12}は抗貧血ビタミンといわれ，赤血球の正常な成熟に欠かせない栄養素である。ヘモグロビン（Hb）は，O_2と結合・分離することで体内にO_2の運搬の役を果たしていることは周知のとおりである。赤血球の血液全体に占める容積の割合（ヘマトクリット）は成人男子で平均45％，女子で40％

3. 血液成分

表3.2 血球の種類，形状，作用

血球の種類			成熟型	作用	血球数（μl 当り）	大きさ（μm）
赤血球				●酸素を細胞に運び，炭酸ガスを運び去る	男子約 500 万個 女子約 450 万個	直径 7.7 厚さ 2.2
白血球	リンパ球			●細胞性免疫作用 ●体液性免疫作用（抗体産生）	1 500～4 000	直径 12～12
	単球			●血管外に出ると，マクロファージ（大食細胞）になり食作用を行う	200～1 000	直径 12～20
	顆粒球	好酸球		●抗原抗体複合物の摂取除去	200～400	直径 10～17
		好塩基球		●炎症部位の血管拡張 ●血液凝固防止	200 以下	
		好中球		●食作用	2 000～7 000	
血小板				●血液の凝固作用	約 30 万個	直径 1～4 厚さ 0.5

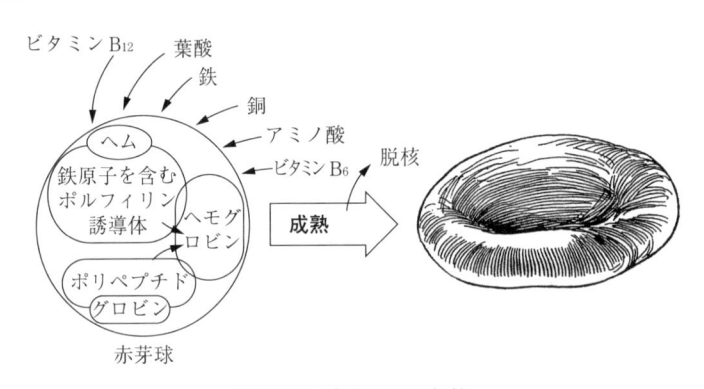

図 3.17 赤血球の成熟

と大きい。

　白血球は，リンパ芽球，単芽球，骨髄芽球の三つの系統から分化した細胞が，それぞれリンパ球，単球，顆粒球となった血球で，これらを併せて白血球といっている。血小板は，骨髄の巨核芽細胞より分化した巨核細胞の細胞質からつくられるが，血球の中でも最も小さい細胞である。白血球も血小板も，それぞれ固有の重要な働きをしているが，その量は両者

併せて，血液全体の1％程度である。

血球のすべては骨髄中の幹細胞からつくられているが，作用はさまざまであり，形状もそれぞれに固有の形態をしている。また，赤血球数は白血球数の500～800倍にもなる。この個数の大きな差は，それぞれの血球数の測定法の違いをもたらしている。

3.2.2 測定原理

〔1〕 **電気抵抗検出法**　この方式は，測定する組織（血球）が電気的に絶縁体であるとして，その性質を利用したものである。図3.18のように2室からなるチャンバ内を，NaClを主成分とする電解質溶液で満たす。2室間は50～100 μmの小さい穴で通じており，かつ2室間に直流電圧を印加する。陰極を挿入している1室に血球を浮遊させ，陽極を設置しているほかの1室に陰圧を加えて血球を吸引する。吸引で血球がこの細孔を移動すると電気抵抗が変化する。電気抵抗の変化は，血球の大きさに大略比例した高さの電気パルス信号として検出される。

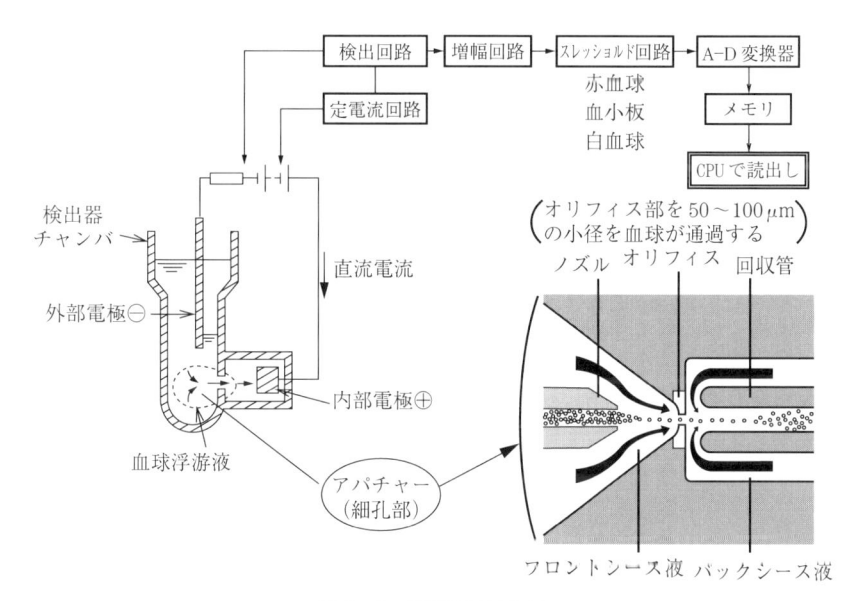

図3.18　電気抵抗検出法

電気抵抗の変化は，血球やその他粒子の大きさと電気パルスの高さの関係は完全に比例関係にあるのでなく，細孔部を通過する血球の形態による差異があり，赤血球のような中くぼみのある円盤状の血球では通過するときの電解液流に対する向きによって大きく異なる。このような要因によって電気抵抗変化に誤差が生じる。電気抵抗検出方式は，1953年にW.H. Coulterが発明して以来最も一般的な検出原理となっているが，1969年R. Thomらの研究によって，上記の誤差要因を考慮した電気抵抗の変化 $\varDelta R$ を次式で表している。

$$\Delta R \approx f \frac{\rho sl}{S^2} \tag{3.17}$$

ここで，S：細孔部の断面積，ρ：電解液の固有抵抗，sl：血球の大きさ，である。f は形状係数と呼ばれ，R. Thom らの報告によると，球形は 1.5，赤血球は 1.2 となり，血球の形状に左右されることがわかる。

細孔部に当たるオリヒスで血球を 1 列に並べる技術として，血球を鞘状に包んで電解液を側流とし，血球回収部の印圧で移動させる方法が採用されている（図 3.18 のオリヒス部拡大図）。この技術は，1968 年 L. Spielman と S.L. Goren によって考案されたハイドロダイナミックフォーカシングシステム（hydrodynamic focusing system, HFS）である。このシステムは後に述べる白血球の詳細な光学的分析に十分活用されている。

血液を適当な溶血剤（界面活性剤）に浮遊させると，赤血球は溶血，縮小し，白血球は細胞質が溶出して核のみになる。白血球の核の大きさは，大略白血球の種類に依存しているので，その核の大きさを電気抵抗測定法で検出するとリンパ球，単球，顆粒球の 3 種類に分類することができる。白血球の分類はこのようにして行われる。

〔2〕 **ヘモグロビンの光学的測定法**　ヘモグロビン（Hb）は赤血球中のタンパク質であり，このタンパク質の単位体積当りの濃度を測定することは，貧血や造血能を診断するのに非常に有効である。白血球を溶血剤（界面活性剤）で溶出した際に，同時に赤血球膜を破壊して Hb が溶出される。溶出した Hb は，試薬中のシアン化カリウムと反応してシアンメントヘモグロビンになり安定化する。シアメントヘモグロビンは，波長 540 nm のところに幅広いピークをもつ分光特性をもっているので（**図 3.19**），この波長での吸光度を測定すればヘモグロビン濃度を知ることができる。

測定原理を**図 3.20** に示す。溶出し，シアン化カリウムで安定化した Hb は希釈液（電解質）で数百倍に希釈されて吸引器（ロータリポンプ）で光検出路に導入され，540 nm 波長

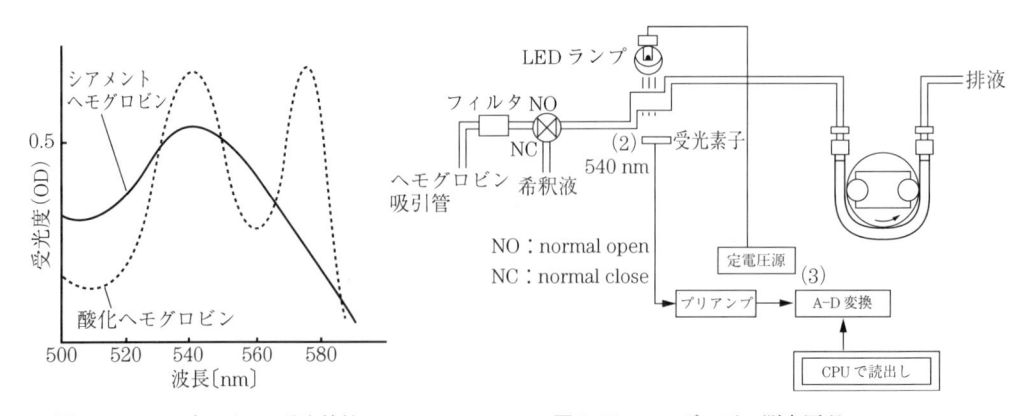

図 3.19 ヘモグロビンの吸光特性

図 3.20 ヘモグロビン測定原理

光を受光素子で検出する。CPUでは，希釈液のみの場合（NCが開，NOが閉の状態）の受光感度とHbを希釈したとき（NCが閉，NOが開の状態）の受光感度を比較してHb濃度を算出する。

〔3〕 **インピーダンス法による白血球分析**　先の電気抵抗検出法では直流電流を細孔部に流して電気パルスを検出しているが，白血球には溶解剤でリンパ球，単球，顆粒球を分離して抵抗検出している。ここで直流電流に並列に交流電流を印加し，血球の直流電気抵抗以外に交流回路に挿入されているコンデンサの交流抵抗を測定する。これらの交流成分は，血球の内部情報を反映している。

個々の血球は絶縁性の高い膜で覆われ，内部は導電性の電解質で満たされた球体とみなされている。低周波電流測定では血球の膜は電気抵抗として作用し，高周波電流測定では，膜はコンデンサとして作用して，膜抵抗が事実上無視される。したがって，内部構造が血球の電気特性を決めるようになる。血球には赤血球のように核をもたないもの，白血球のように核や顆粒をもつものがあり，膜の特性を考慮すると直流測定と交流測定の使い分けにより，血球を分類することができる。**図3.21**は直流電源と交流電源（約20 MHz）を同時に使用して，それぞれの検出信号の強度をDC-RF直交座標面に表した分布図である。この図で白血球がリンパ球，単球，顆粒球の3種類に分類できることがわかる。

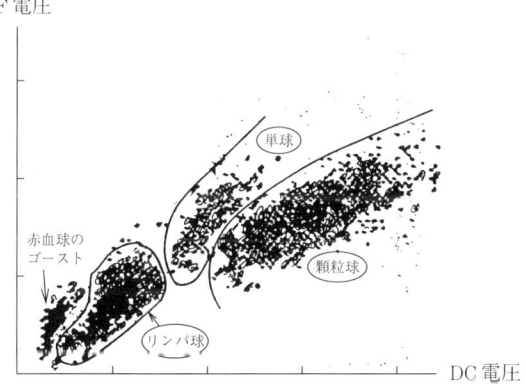

図3.21 交流（RF）/直流（DC）法による白血球の分類

〔4〕 **光散乱方式による白血球分析**　血球に染色や溶血，希釈などの前処理を行った後，HFS（図3.18）のオリヒス部にレーザ光を照射し，血球が通過する際の散乱光・蛍光強度を計測することで白血球の5種類を分類できる。この分析法は，1908年G. Mieの"光の波長より大きな粒子に対する光吸収と散乱効果に関する理論"に示されている次式の散乱強度$I(\theta)$によっている。

$$I(\theta) = \frac{I_0 \lambda^2}{8\pi^2 R^2}(I_1 + I_2) \tag{3.18}$$

ここで，$I(\theta)$：散乱強度，I_0：入射強度，I_1：垂直方向の散乱強度，I_2：水平方向の散乱強度，

λ：光の波長，R：粒子の半径，θ：散乱角度である。すなわち，粒子の形状，粒子径，光の波長に依存し，その散乱角度によって異なる散乱強度が得られることを示している。ただし，散乱光の強度は粒子径以外にその粒子の形状に対する依存性が大きいので，赤血球や血小板の大きさを分析する性能は電気抵抗法に比べて低下し，これらの分析には利用されない。

レーザ光散乱による白血球の分類を**図 3.22**に示す。レーザ光には 680 nm 程度の波長を使用する。レーザ光は細胞の直径程度まで収束させて，細胞の弁別性能をよくしている。

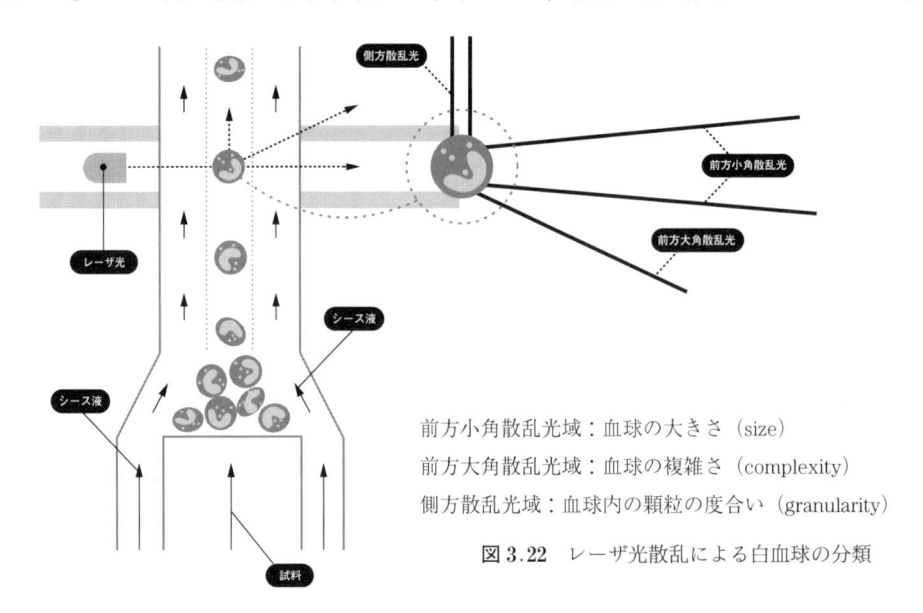

前方小角散乱光域：血球の大きさ（size）
前方大角散乱光域：血球の複雑さ（complexity）
側方散乱光域：血球内の顆粒の度合い（granularity）

図 3.22 レーザ光散乱による白血球の分類

レーザ光の進行方向と同方向の散乱光（大角度と小角度）を検出することで，単球/好塩基球エリアと好中球/好酸球エリアが確認できる（**図 3.23（a）**）。この情報に加え，レーザ光に対して垂直方向（側方）の散乱光を検出することで，単球と好塩基球，好中球と好酸球

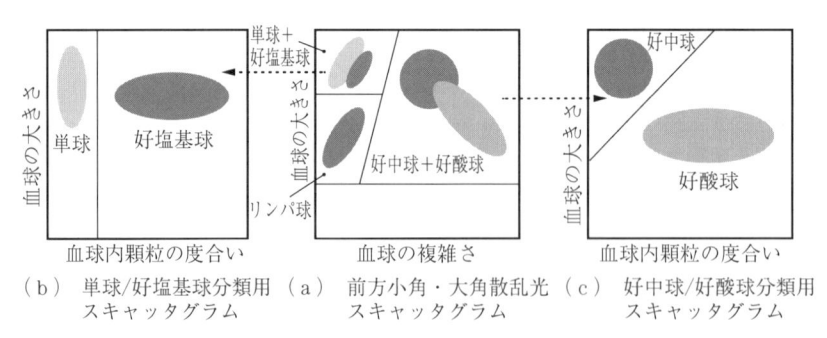

（b）単球/好塩基球分類用スキャッタグラム　（a）前方小角・大角散乱光スキャッタグラム　（c）好中球/好酸球分類用スキャッタグラム

レーザ光の進行方向と同方向の散乱光（大角度と小角度）を検出することで，単球/好塩基球エリア・好中球/好酸球エリア・リンパ球エリアが確認できる。これに垂直方向の散乱光を検出することで，単球と好塩基球，好中球と好酸球を分類する

図 3.23 白血球 5 分類の分布（日本光電（株）カタログより）

を分類している（図（b），（c））。前方小角散乱光は細胞核の大きさを，前方大角散乱光は細胞の核の大きさと複雑さを，側方散乱光は小粒子顆粒の度合いの情報を提供している。このように，白血球が有核細胞であり，これを界面活性剤の一種である溶解剤で核を溶出して，その大きさと形状をレーザ光で5種類に分類できることになる。

3.2.3 自動分析装置の例

自動血球計数装置の構成を図3.24に，具体的な装置例を図3.25に示す。まず，採血された血液は検体ラックの抗凝固剤入り真空採血管に1.0〜2.0 mℓ注入する。検体ラックは50件体を同時に設定できる。実際に分析に必要な血液量は1検体当り100 μℓと微量である。図3.17に見るように，血球の種類による血球の数や大きさ，および有核か否かに差異があるので，溶剤と希釈液による希釈倍率は白血球とHbの分析では200倍，赤血球と血小板で

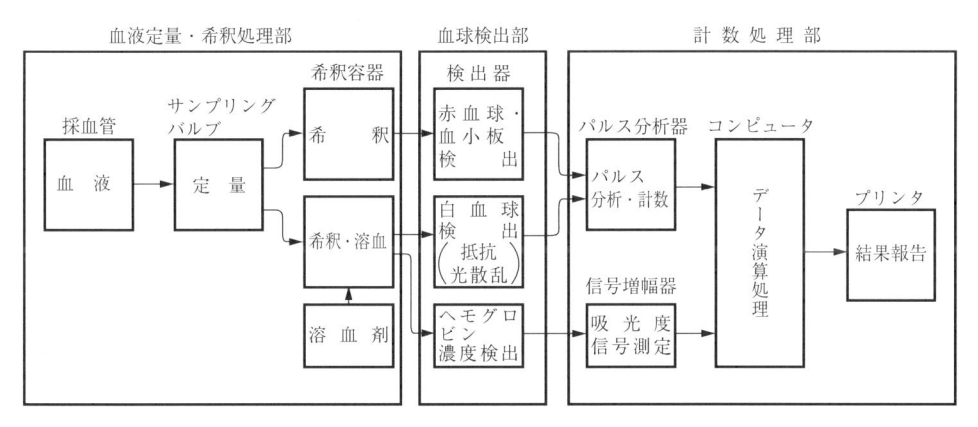

図3.24 自動血球計数装置の構成

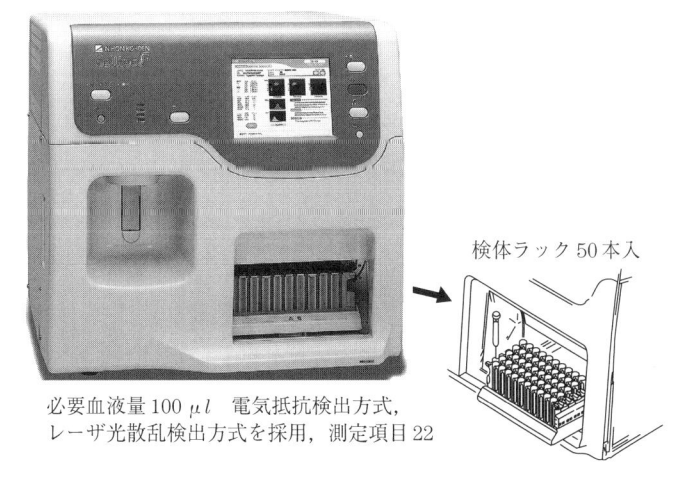

必要血液量100 μℓ　電気抵抗検出方式，
レーザ光散乱検出方式を採用，測定項目22

図3.25 自動血球計数装置の例（日本光電（株）カタログより）

は希釈液による希釈倍率は40 000倍である。検出方法は血球数が電気抵抗検出法，Hbがシアメントヘモグロビン法，白血球5分類がレーザ散乱光方式である。

詳細な測定項目は22項にもなるが，主体は赤血球数（RBC），血小板数（PLT），白血球数（WBC），好中球数（NE），リンパ球数（LY），単球数（MO），好酸球数（EO），好塩基球数（BA），ヘモグロビン濃度（HGB）で，その他はコンピュータによって算出された項目が多数である。測定結果と演算値を表示している画面例を**図3.26**に示す。測定速度は約45検体/時で，標準では1回測定した結果が表示されるが，各種設定メニューの測定回数の設定により2回測定も可能である。その際2回の測定値に10％以上の差が生じた場合は自動的にもう1回測定する。すべての測定は自動的に行われる。

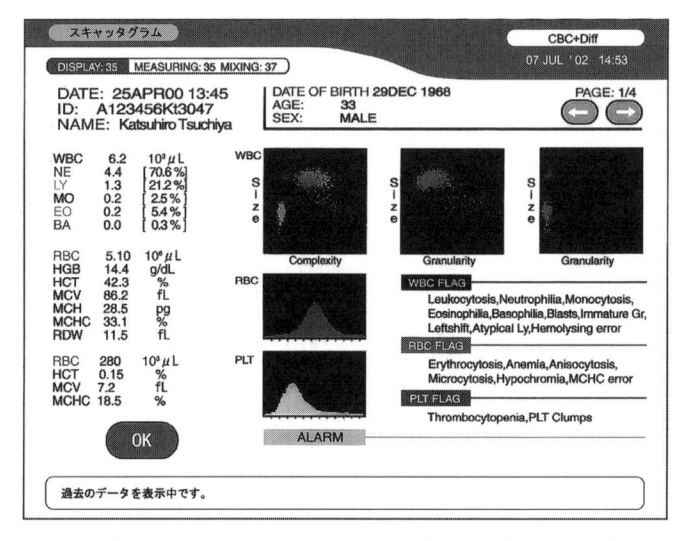

図3.26 自動血球計数装置の表示画面（日本光電（株）カタログより）

3.3 バイオセンサ

バイオセンサは，生体のもつ分子識別機能を巧みに利用して化学物質を計測するセンサである。例えば，酵素は生体内反応を円滑に進める触媒として働いており，分子を認識して特定の反応のみを選択的に行う作用をする。このように，分子識別機能に優れ，その反応で電極，半導体などの物理化学素子で測定できる化学物質が消費されたり，生成されたりするので，これを測定することによりもとの化学物質を間接的に求めることが可能である。生体内には，酵素のように分子識別機能をもつ物質が多く存在している。このような各種生体材料と，電極，半導体などの物理的素子（トランスデューサ）を組み合わせたバイオセンサが多く存在する。

初期の頃は，バイオセンサのトランスデューサとしては電極が主に使用されてきた。例えば，過酸化水素を測定する定電位電解装置は，白金電極や銀電極が用いられ，すでにクラーク電極や P_{CO_2} 電極で見たように，電極表面にセルロースやテフロンの薄膜で被覆されている。これらの材料は多孔性の薄膜あるいはガス透過性膜であり，きわめて選択的にガスを透過させ，血液中のタンパク質などを除去する働きをもっている。

つぎに，半導体加工技術の進歩により，電極の代わりにイオン感応性電界効果トランジスタ（ion sensitive field efect transistor，ISFET）が用いられるようになった。ゲート表面に酵素を固定化してバイオセンサが構成される。

このほかに，利用されるトランスデューサの種類は熱感知型のサーマルセンサ，光化学反応を指標としたホトセンサなどがあり，それらの組合せの数はまことに多い。

ここでは，血液成分に関係が深く，かつ使用頻度の比較的高いグルコースセンサ（血糖値に関係する），pH 測定用の ISFET，中性脂肪などに関する酵素 FET を対象とする。

3.3.1 グルコースセンサ

血中に含まれる糖は，約 90％がグルコースであるから，血糖値とは血中のグルコース濃度と考えてよい。この大事な臨床情報を，従来は患者から採取した血液を少量（20〜100 μl）緩衝液に注入して，グルコースセンサで計測するという方法で行われていた。

この場合の酵素センサであるグルコースセンサは，固定化グルコースオキシターゼ膜と，酸素電極あるいは過酸化水素電極からなっている。すなわち，酵素グルコースオキシターゼ反応で消費する O_2 を測定するか，生成する過酸化水素（H_2O_2）を測定することになる。

酵素グルコースオキシターゼ（glucose oxidase，GOD）は，次式のように溶存酸素を含有した測定溶液中のグルコース（$C_6H_{12}O_6$）をグルゴン酸（$C_6H_{12}O_7$）に変化して O_2 を消費し，過酸化水素（H_2O_2）を生成する。

$$\text{グルコース} + O_2 + H_2O \rightarrow \text{グルゴン酸} + H_2O_2 \tag{3.19}$$

GOD 酵素固定膜の形成には，ゲル状の物質により包括固定する方法，多孔性膜に吸着させる方法，グルタルアルデヒドなどで架橋化する方法などがあり，GOD を固定化して溶出しないように保持する。

O_2 の消費を検出する方式は，酸素モニタとして図 2.19 あるいは図 3.4 に示すように O_2 ガス検出膜（テフロン，ポリエチレン，ポリプロピレン膜など）に，**図 3.27** のごとく GOD 酵素膜を設定してセンサを構成し，グルコースを測定する。すなわち，式 (3.19) の反応による GOD 酵素膜での O_2 が消費されることで，酵素膜近傍の O_2 が減少する。したがって，白金電極に到達する O_2 は少なくなり酸化還元電流は減少する。この減少する電流は測定溶液中のグルコース濃度に比例することからグルコースが測定できる。

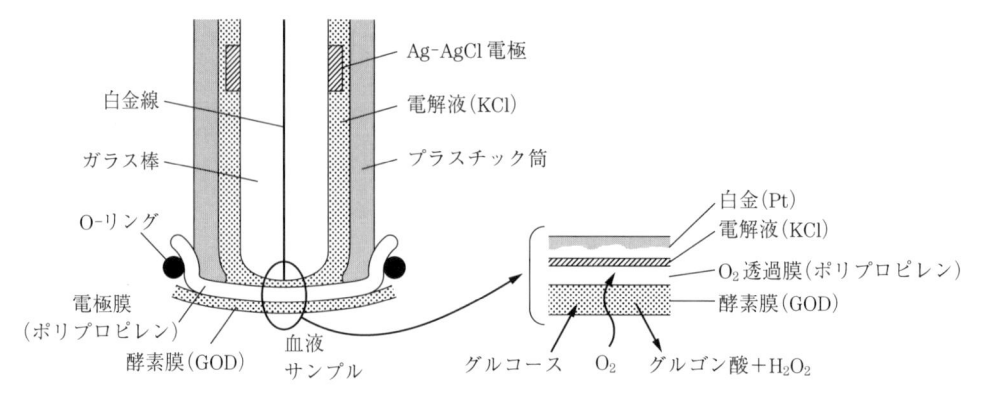

図 3.27 ポーラログラフ電極を利用したグルコース測定用酵素センサの構造

過酸化水素 H_2O_2 の生成を検出する方式は，H_2O_2 センサ表面を GOD 酵素固定化膜で覆ったものである。検体中のグルコースは酵素膜で酸化され，生成した H_2O_2 は膜中を拡散し，白金電極（陽極）で電気化学的に酸化される。H_2O_2 電極は，**図 3.28** に示すように，白金（Pt）と銀（Ag-AgCl）の陰極から構成され，Pt には陰極に対して正の電位が印加されており H_2O_2 を酸化する。酵素膜は電極面に密着させるように装着してあるが，電極面との間には薄い水溶液層が存在しており，電極反応はこの層で起こる。センサは pH が 7.0 の緩衝液で満たされたセルに挿入されており，セル内に試料（血液）が注入されると，固定化酵素膜はフィルタ機能をもっているのでグルコースのみを膜内に拡散する。膜中では，まず式 (3.19) の反応に続いて次式のような一連の反応をする。

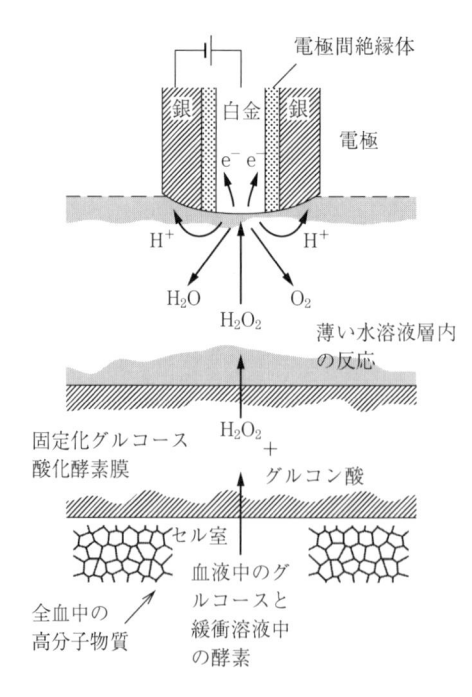

図 3.28 過酸化水素電極法によるグルコース測定の原理（軽部征夫 監修：「バイオセンサー」(CM テクニカルライブラリー 113)，p.26，シーエムシー出版 (2002) より転載）

陽極（Pt）：$H_2O_2 \rightarrow 2H^+ + O_2 + 2e^-$ (3.20)

陰極（Ag–AgCl）：$2H^+ + \frac{1}{2}O_2 + 2e^- \rightarrow H_2O$ (3.21)

結局, 全電極反応は

$$H_2O_2 \rightarrow H_2O + \frac{1}{2}O_2 \quad (3.22)$$

となり，グルコースの拡散，生成した H_2O_2 の拡散は血液中のグルコース濃度に比例し，電極反応によって生じる電流は H_2O_2 量に比例するので，測定された反応電流値からグルコース濃度がわかる。

過酸化水素はもともと活性酸素の一種であるから，生体内では細胞を傷つけるばかりでなく，放置するとより有害なハイドロキシルラジカル（・OH）になるので，抗酸化酵素であるカタラーゼによって即座に式 (3.22) の反応処理を直接行ってくれるが，酵素膜ではカタラーゼの影響を無視することができるので，グルコース濃度と電流値の直線性はよい。

最近では，患者の体内に直接埋め込むようなセンサや，患者が携帯して自分で血糖値を測定できるようなセンサに対する要請が高まっている。この場合には，図 3.27，図 3.28 に見るようなグルコース濃度測定に連続的な酸素の供給をする方法は不都合である。そこで，触媒物質（メディエータ）を使用する血糖値モニタが実用化されている。

図 3.29 に小型血糖測定機の製品例と構成を示す。この測定法はフェリシアン化カリウム（$K_3Fe(CN)_6$）をメディエータとし，GOD と混合して反応層を形成して，グルコースはGOD酵素によって次式のように酸化される。

グルコース（$C_6H_{12}O_6$）$+ 2[Fe(CN)_6]^{3-} + H_2O$
$\rightarrow$ グルゴン酸（$C_6H_{12}O_7$）$+ 2H^+ + 2[Fe(CN)_6]^{4-}$ (3.23)

この反応式はフェリシアン化カリウムが還元されてフェロシアン化カリウム（$K_4Fe(CN)_6$）になるメディエータで，これを上式ではフェリシアンイオンがフェロシアンイオンに還元されることを表している。酵素反応が進むと，次式に示すように，生成したフェロシアンイオンが陽極で酸化し，陰極では水素イオンが電子と結合して酸素とともに水を生ずる。このときの酸化電流（e^-）を電極法により測定する。

陽極：$2[Fe(CN)_6]^{4-} \rightarrow 2[Fe(CN)_6]^{3-} + 2e^-$ (3.24)

陰極：$2H^+ + \frac{1}{2}O_2 + 2e^- \rightarrow H_2O$ (3.25)

陽極にメディエータであるフェリシアンイオンとGOD酵素の活性が十分であれば，グルコース濃度に比例して生成されるフェロシアンイオンの酸化電流により血糖値を求めることができる。

図 3.29 の反応層（面積 1.5×1.5 mm）に 0.078 mg のフェリシアン化カリウムを含有し，

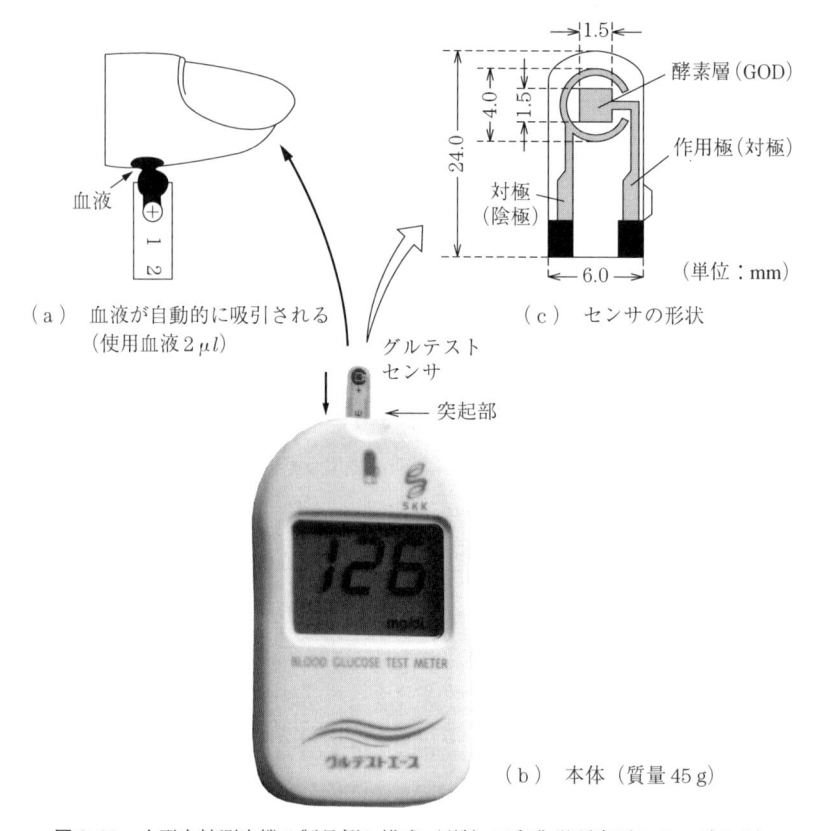

(a) 血液が自動的に吸引される
  (使用血液 2 μl)

(c) センサの形状

グルテストセンサ
突起部

(b) 本体（質量 45 g）

図 3.29 小型血糖測定機の製品例と構成（(株) 三和化学研究所カタログより）

酵素 GOD による酸化作用で生じる電子流を電極間で測定するが，測定試料となる血液は 2 μl と微量で，応答速度は 15 秒である。測定センサへの血液供給は微量出血させた部位に接触させることで自動吸引する。センサ部は本体上部に挿入するだけでよく，1 回の測定ごとに使い捨てにする。測定範囲は 20〜600 mg/dl，精度は図 3.30 のように酸素電極法とこの測定機のフェリシアン化カリウム還元法との比較でよい相関を示している。本体は小型（51×87×14.5 mm），軽量（45 g）で携帯に適している。

O_2 消費を測定するとか，H_2O_2 生成量を測定する電極法は，当然採血という侵襲性の測定法である。これに対して，最近は採血を必要としない無侵襲の測定法が試みられている。例えば，その一つは，血糖値に強く関係する熱エネルギー代謝反応に着目して，指先の温度（接触温度や輻射温度）および多波長の反射散乱光度計による光の特性を正確に測定し，代謝熱エネルギー産生に関する生理的パラメータの整合性から血糖値を算出する方法がある。また，ほかの方法は，汗中の微量グルコースを GOD と特異的に反応させてグルコース濃度に比例した H_2O_2 を産出させ，この H_2O_2 とパラアセタミドフェノール（p-AP）およびペルオキシターゼ（POD）との共存下で，POD の酸化作用により p-AP ラジカル反応で発生

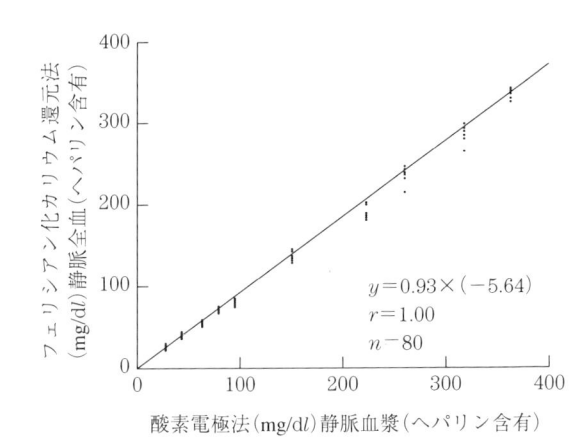

図3.30 フェリシアン化カリウム還元法と酸素電極法との相関((株)三和化学研究所カタログより)

する蛍光物質を蛍光光度計で測定する。蛍光光度計の出力でグルコース濃度に比例した H_2O_2 の定量が可能となる。これらの無侵襲計測法は試作がすでに進んでおり，これらの技術を利用した商品化が期待されている。

3.3.2 ISFET

電界効果型トランジスタ (field effect transistor, FET) のゲート部にイオン感応膜を設け，ゲートと別個に設けた参照電極との間の電位差から溶液のイオン濃度を検出する素子である。ISFETで用いられるイオン感応膜は測定対象試料に直接接触させる構造としたセンサで，感応膜の組成により特定のイオンに選択的に応答する（図3.31）。主に H^+ に感応する膜として，酸化シリコン (SiO_2)，窒化シリコン (Si_3N_4)，アルミナ (Al_2O_3)，酸化タンタル (Ta_2O_5) が用いられて，pHセンサとして利用されている。このほかに Na^+ にはナトリウムアルミノシリケートガラス（NASガラス），K^+ にはバリノマイシンやクラウンエ

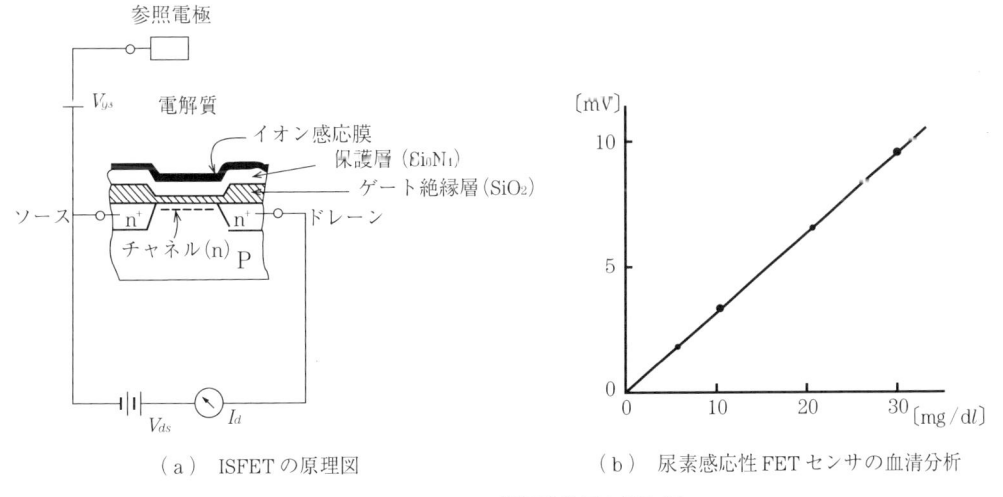

（a）ISFETの原理図　　　（b）尿素感応性FETセンサの血清分析

図3.31 ISFETの機能構造図と測定例

3. 血液成分

ーテルなどを添加したポリ塩化ビニル（PVC），Ca^{2+} には脂溶性錯体を添加した塩化ビニルなどが用いられる。

ISFET の特徴は，測定が不安定になりがちな電位差測定において，電位信号をリード線で導出せずに，ただちに電気信号に変換することで，ノイズに強い微小検出器を実現したことである。特に，臨床分野では，センサの小型化が容易であるため，in vivo 測定への応用が試みられている。

例えば，図 3.32 (a) に示すように厚みが 1.0 mm，幅が 0.5 mm とごく小さく，シャープペンシルの芯ほどの大きさにできるので，胃液の pH を直接モニタするのに使用できる。特殊な使用法としては，図 (b) のように，胃液中のヘリコバクスター・ピロリ（通称ピロリ菌という）の測定を ISFET pH センサで行う。ピロリ菌は胃の中に生息している細菌で，胃潰瘍や十二指腸潰瘍の原因となることが，1982 年，B. Marshall，R. Warren の両生理学者によって発見された（この功績で 2005 年にノーベル賞を受賞）。ピロリ菌の検出はこれらの疾患の予防のために重要なことである。ピロリ菌は胃の粘膜に好んで住みつき，粘液の下にもぐりこんで胃酸から逃れているので，検体は胃内の広い範囲から採取される胃粘液を使

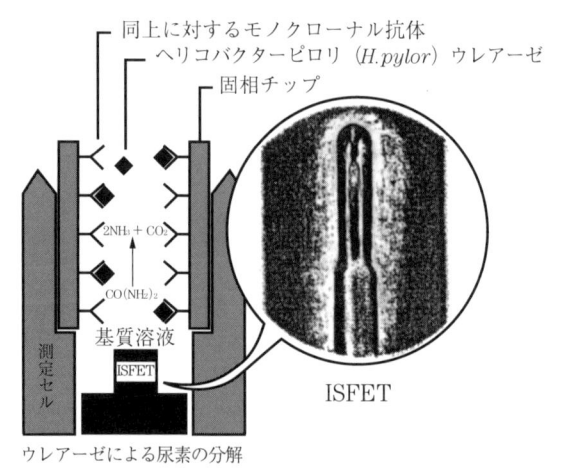

- 採取した胃粘液を反応器内の検体希釈液で薄め，抗 H.pylori ウレアーゼ抗体を固相化したチップと反応させる
- 固相チップを測定部にセットし，尿素の入った基質溶液を流してウレアーゼと反応させ，pH の変化を測定する。固相チップに吸着した H.pylori ウレアーゼの量が多いほどアンモニアの生成が増大し，pH はアルカリに傾く

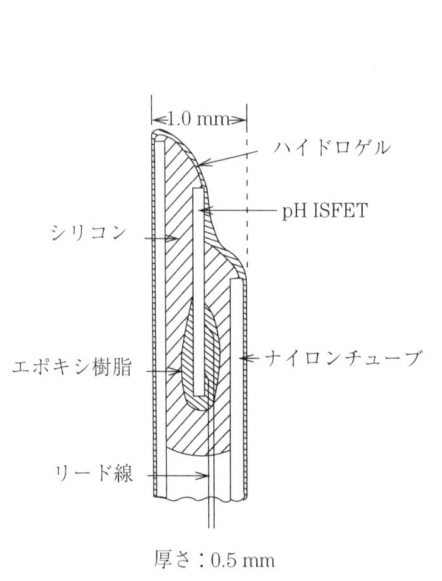

（a）カテーテル用センサの構造　　（b）ISFET pH センサを利用した胃液内ピロリ菌の測定法（日本光電（株）カタログより）

図 3.32　カテーテル式 ISFET pH センサ

用する。測定セルの固相チップにモノクロール抗体を固定化し，これに胃粘液中のピロリ菌ウレアーゼを吸着させるとISFETセンサによるpHの変化が測定できる。胃の中はpHが1～2という強酸性のため，どんな菌も生息できないと長い間定説とされてきたが，ピロリ菌はウレアーゼという酵素を分泌することで自身の環境を変えて生息することがわかってきた。そこで，ウレアーゼが尿素を分解してアンモニアを生成する際に起こるpHの変化を測定することで，ピロリ菌の存在の有無が判定できることがわかった。図中の固相チップに吸着したピロリ菌ウレアーゼの量が多いほどアンモニアの生成が増大してpHはアルカリに傾くので，ピロリ菌量がわかる。

3.3.3 酵素FET

ISFETのゲート表面（図3.31（a）のイオン感応層）に酵素を固定化することによって，酵素FETセンサをつくることができる。固定化酵素が測定対象物質を選択的に識別し，酵素反応によってイオン濃度の変化をもたらす。したがって，グルコースセンサの酵素電極と同様に，ISFETによって特定物質の選択的測定を行うことができる。

例えば，H^+感応FETをベースとし，中性脂質測定用の酵素FETがつくられる。脂質分解酵素リポプロテインリパーゼ（LPL）は中性脂質を分解して，次式のように酸を生成する。なお，トリアシルグリセロール（TG）は血清中では中性脂肪の90～95％を占めているので，中性脂肪とTGとは同義語に近い。

$$\text{トリアシルグリセロール} + 3H_2O \rightarrow \text{グリセロール} + 3RCOOH \tag{3.26}$$

ただし，RCOOHは脂肪酸を表す。LPLをISFETのゲート部に固定すれば，上式の加水分解によって生じるH^+がゲート特性を変化させる。したがって，LPLを固定化したISFETによって中性脂質が測定できる。

酵素センサにはグルコース感応性FETセンサがある。半導体の製造技術の向上によるゲート上への直接ホトパターニング法により，グルコース感応センサが製造されている。この際のグルコースオキシターゼ固定化は，10％のポリビニルピロリンドン（PVP）と1％のビスアシド架橋剤（BASC）を含む水溶液100μlに5mgのグルコースオキシターゼと5mgの牛血清アルブミンを加えたものを感応ベースとしている。ホトパターニング法による酵素固定化膜を平均2μmのほぼ均一な薄膜として製造できるので，例えば図3.28の電極法の応答速度の15秒で対して，100％応答時間が約4秒と極端に速くなっている。

酵素センサは，尿素をアンモニウムイオンと炭酸イオンに分解するウレアーゼの固定化膜を用いると，尿素感応性FETセンサができる。これの100％応答速度は約6秒である。また，尿素感応性FETセンサの血清分析の直線性を図3.31（b）に示す。酵素センサは，試料液と洗浄液を適切に組み合わせれば，2000回以上も繰り返し使用することができる。このように，酵素センサはその特徴を生かして今後ますます広範囲での利用が期待される。

4. 血液の化学分析

4.1 分光分析

　血球以外の血液成分である血漿あるいは血清は均一な液体であるが，多成分の混合液である。例えば，糖質，タンパク質，脂質，酵素，電解質，ホルモンなど主な成分だけでも50種類以上にもなり，細部の測定項目では100を超える。分析法は分析原理から見ると分光光度法，イオン選択電極法，酵素電極法，炎光光度法，電量滴定法，原子吸光法，免疫化学法，電気泳動法，クロマトグラフィ法などがあり，分析手法（前処理）から見ると直接法，変換法，分解法，間接法，標識法などがある。前処理は，さまざまな試薬を加え，希釈・攪拌(かくはん)して，使用する測定原理に合わせた目的物質を溶出する。目的物質の種類と濃度に適合した前処理と分析原理法を組み合わせて100種類以上の成分を定量する。以前は用手法で行われることが多かったが，現在ではほとんど機器による自動分析を採用しており，自動分析の中心は分光分析で行われている。

4.1.1 分光光度法

〔1〕 **ランベルト・ベールの法則**　3.1.6項のパルスオキシメータで述べたように，溶液の濃度が一定のとき吸光度が光路長に比例するというランベルト（Lambert）の法則と，光路長が一定のとき吸光度が溶液の濃度に比例するというベール（Beer）の法則を合体させたのがランベルト・ベール（Lambert-Beer）の法則であり，"吸光度は溶液の濃度と光路長の積に比例する"ことを表している。図4.1に示すように，濃度 c〔mol/l〕の溶液に I_0 の強さの単色光が入射し，光路長 l〔cm〕を通過する間に光が溶液に溶けている物質に吸収され，その強度が I となったとすると，I_0 は溶液の物質の吸収により指数関数的に減衰し，$I = I_0 \times 10^{-\varepsilon cl}$ となるので，比率 I_0/I の対数を吸光度 A とすると

$$A = \log \frac{I_0}{I} = \varepsilon cl \tag{4.1}$$

で表せる。なお，ε はモル吸光係数である。

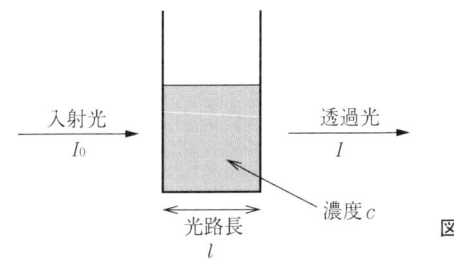

図4.1 溶液による光の吸収

　この法則を換言すると，「物質に光を照射すると，ある特定な波長の光が物質に吸収される。このとき吸収される光の波長は物質によって選択的であり，吸収の強さは含有される物質の量に比例する」という意味になる。定性・定量分析にこの法則を応用したのが分光光度計である。

〔2〕 **透過光と吸光度**　I/I_0 を透過度，$1/I_0 \times 100 = T$〔％〕を透過率という。分光光度計では式 (4.1) の I_0 を100％としているため，そのときの I は透過率（T）で表される。したがって，式 (4.1) は次式となる。

$$A = \log \frac{100}{T} = 2 - \log T \tag{4.2}$$

すなわち，吸光度 A は透過率 T を求めれば算出できるので，透過率の値を上式の T に代入して吸光度変換ができる。

　式 (4.1) の濃度 c は測定対象液の濃度なので，その中での目的成分の濃度 x〔mol/l〕を求めるには，試料量（たとえば血清量）v〔ml〕に試薬を加えた最終液量を V〔ml〕とすると

$$c = \frac{v}{V} \cdot x \tag{4.3}$$

となり，これを式 (4.1) に代入して次式を得る。

$$A = \varepsilon \frac{v}{V} x l \tag{4.4}$$

この式は"吸光が血清量に比例し最終液量に反比例する"ことを示している。したがって，吸光度を高めるためには血清量を増加させるか，最終液量を減少させて反応溶液中の目的成分濃度を増加させる必要がある。

　分光光度法による測定は一般に極大吸収波長が選択される。それは，分析感度が最大になることや，測定にかかわる誤差を小さくすることが可能になるからである。

〔3〕 **モル吸光係数と目的成分濃度**　ランベルト・ベールの法則の比例定数であるモル吸光係数（分子吸光係数と同じ）ε は，光路長 $l = 1$ cm で，濃度 $c = 1$ mol/l の溶液の吸光度を意味している。この ε の値は分析法の感度を左右し，その値が大きいほど感度の高い分析法といえる。なお，モル吸光係数 ε は物質特有の値である。

　ε は呈色分子が大きいほど入射光と分子（分子の断面積：a〔cm²〕）の衝突の機会が増

加するので大きくなり,また衝突によって実際に電子の遷移が起こる確率（p：遷移確率,$p \leqq 1.0$）が高いと大きくなる。この関係はつぎに示すブラウド（Braude）の式として知られている。

$$\varepsilon = 0.9 \times 10^{20} \times pa \tag{4.5}$$

ここで,電子の遷移確率とは,光粒子の衝突によって分子内の電子エネルギーが増加して電子配置を変える確率をいう。電子の遷移は,エネルギーが与えられない状態（分子の基底状態：分子内の電子の配置に応じて決まるエネルギー状態）で紫外線や可視光線領域の光エネルギーを吸収すると,分子は高いエネルギー順位（励起状態）に移行し,その際に分子内の電子が自由電子となって軌道を変更する現象である（**図 4.2**）。

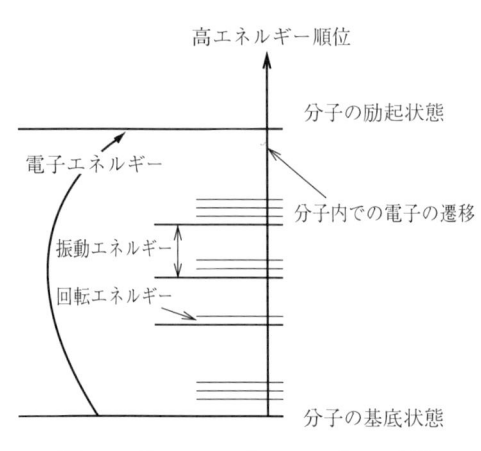

図 4.2 電子エネルギーによる分子の遷位

表 4.1 血清中の目的成分濃度とモル吸光計数（浦山修ほか：「臨床化学検査学」（臨床検査学講座）p.49, 医歯薬出版（2003）表Ⅱ-2 より改変転載）

目的成分	血清中濃度（x）〔mol/l〕	モル吸光係数（ε）l/〔mol・cm〕
グルコース	4.7×10^{-3}	6.5×10^{3}
総コレステロール	4.4×10^{-3}	6.5×10^{3}
カルシウム	2.3×10^{-3}	2.0×10^{4}
総タンパク	1.1×10^{-3}	2.0×10^{4}
アルブミン	6.8×10^{-4}	2.0×10^{5}
尿酸	3.0×10^{-4}	2.0×10^{4}
クレアチニン	7.0×10^{-5}	2.0×10^{4}
鉄	1.8×10^{-5}	4.5×10^{4}
総ビリルビン	8.5×10^{-6}	7.0×10^{4}

電子の遷移確率は,遷移する電子の軌道の相違によって移動の制限を受けて変わるが,臨床化学検査で使用されている分析法では p は $0.1 \sim 1.0$ と高く,ε は数千から数万 l/(mol・cm) の値をとる。代表的な検査項目の血清中濃度と ε の関係の一例を**表 4.1** に示す。

〔4〕 **比 色 法** 　一般的な定量分析においては,セルを光が通過する長さ l を一定にして,いくつかのあらかじめ濃度のわかっている試料について,そのおのおのの試料濃度と吸光度 A を求めておく。得られたおのおのの試料濃度と吸光度との関係線（検量線）を作成する。例えば,**図 4.3** に示すように,最大吸収波長を選択使用して検量線を得る。つぎに濃度未知の試料の吸光度を測定して,先に作成した検量線から濃度未知の試料濃度を求める。これが,既知濃度の標準液の発光の強さと目的物質を発光させたときの強さの比を求める比色法である。

〔5〕 **分光光度計の構成** 　分光光度計の基本的な構成を**図 4.4** に示す。光源部,分光部,試料部,測光部（検出部）,記録表示部より構成される。

　一般に紫外光領域（160～340 nm）の光源には重水素放電管,キセノンランプが使用さ

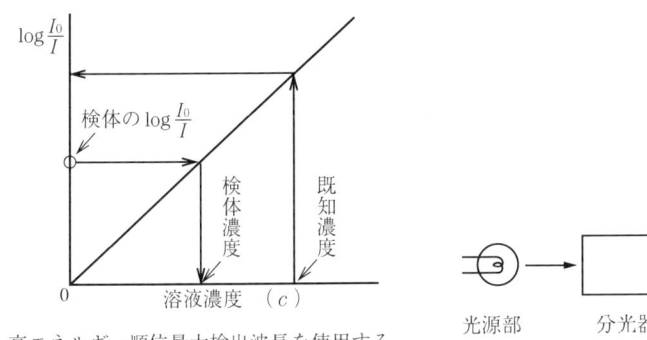

高エネルギー順位最大検出波長を使用する

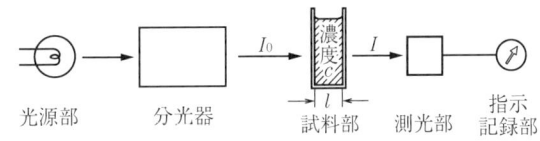

図 4.3 検量線の例

図 4.4 分光光度計の基本構成

れ，可視光・近赤外光領域（340〜2 500 nm）ではタングステンランプが使用される。これらの電源は測定対象によって自動的に切り換わるように構成されている。

　光源から放出される連続波光は分光器で，分析に必要な波長に選択される。分光器での波長選択にはプリズムや回折格子が用いられる（**図 4.5**）。プリズムでは光の屈折を，回折格子では光の回折を利用して連続光を分散させ，目的の波長の単色光を得る。

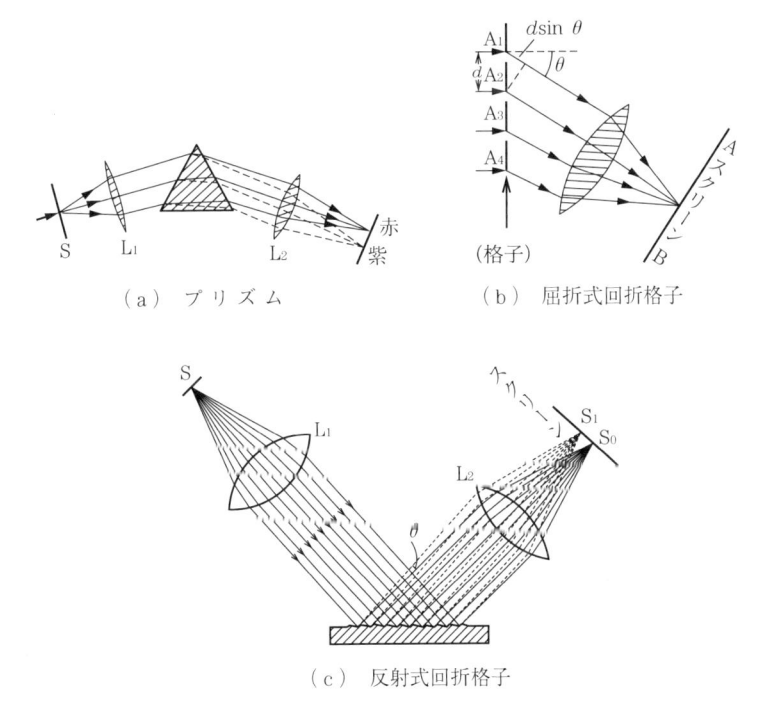

（a）プリズム

（b）屈折式回折格子

（c）反射式回折格子

図 4.5 分光の方法

　試料部は，試料を入れるセルとホルダからなり，セルは一般に角柱形のものを用いる。しかし，目的によってさまざまな形状のものが使い分けられている。紫外光領域では石英が用いられ，可視光領域ではガラス，ポリスチレン，ポリアクリル樹脂などが用いられる。

検出器として光電管，光電子倍増管，光電池，ホトダイオードなどが用いられ，光が電気信号に変換される。

〔6〕 **分光光度計の測定法**　測定には単光束と複光束とがある。光源からの光の強さは波長によってかなり異なるので，単光束の場合は波長ごとの感度校正（目盛調整）を行う必要がある。複光束の場合には分光器から出た光を対照光束と試料光束に分け，この2光束の強度を比率演算するため，光の波長による強度の差や変動などが除去されて，精度のよい測定ができる。

二つの異なる波長で吸光度を測定し，その差の吸光度を用いて目的成分の定量する方法として二波長法がある。図4.6にこの測定法の原理を示す。主波長（λ_2）は最大吸収波長を設定し，副波長（λ_1）は主波長より高くする。この図での一波長法と二波長法での目的成分濃度は次式で表される。

［一波長法の場合］

$$\text{血清中濃度} = \frac{\text{血清の}\lambda_2\text{の吸光度}}{\text{標準液の}\lambda_2\text{の吸光度}} \times \text{標準液濃度} \tag{4.6}$$

［二波長法の場合］

$$\text{血清中濃度} = \frac{\text{血清の}\lambda_2\text{と}\lambda_1\text{の吸光度差}}{\text{標準液の}\lambda_2\text{と}\lambda_1\text{の吸光度差}} \times \text{標準液濃度} \tag{4.7}$$

両者の濁りによる誤差を比較すると，一波長法ではB_2/A_2，二波長法では$(B_2-B_1)/(A_2-A_1)$の割合で誤差となり，つぎの関係が成り立つ。

$$\frac{B_2}{A_2} > \frac{B_2-B_1}{A_2-A_1} \tag{4.8}$$

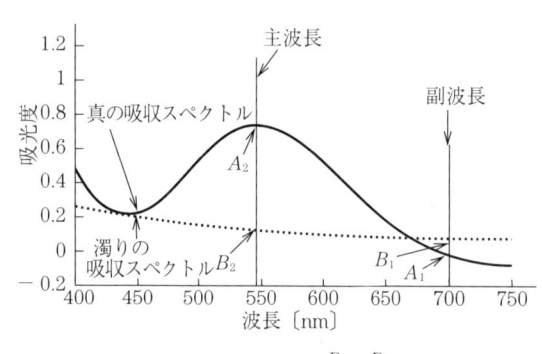

濁りの影響を少なくする（誤差が$\frac{B_2-B_1}{A_2-B_1}$と少なくなる）

図4.6　二波長法の測定原理（浦山　修ほか：「臨床化学検査学」（臨床検査学講座），p.56, 医歯薬出版(2003)図II-9より改変転載）

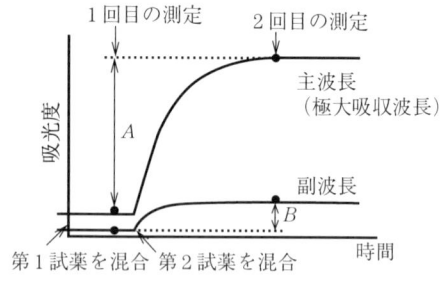

二つの試薬を使って2ポイント測定することにより，1回目の測定で検体盲検を差し引くことができる。また，2波長測定により濁りの影響を軽減し，光量補正が可能になる

図4.7　2ポイント-二波長法による終点分析（浦山　修ほか：「臨床化学検査学」（臨床検査学講座），p.54, 医歯薬出版(2003)図II-5dより改変転載）

この式は，濁りの吸収が波長を変えてもあまり変動しないことに起因している。そのため，二波長法は濁りの影響を軽減することができる。

測定の精度を上げるために，上記法以外の定量分析法として，終点分析法（1ポイント法，2ポイント法），初速度分析法，定時分析法などがある。終点分析法は，目的成分と試薬を反応させ，そのすべての生成物に変化させたのちに吸光度の変化総量を測定し，目的成分を定量する方法である。初速度分析法は，目的成分と試薬を反応させ，その反応が進行しているときの速度を単位時間当りの吸光度変化量として測定し，目的成分を定量する方法である。定時分析法は，目的成分と試薬を反応させ，ある一定時間経過後に反応を停止させたのち，吸光度の変化総量を測定する方法である。これらは，さまざまな試料にいろいろな試薬を加えて多数の成分を定量するという要求に答えるための手法である。

これらの分析法の一例として，2ポイント-二波長法について考えてみる。試料と第1試薬を混合し，一定時間反応させ1回目の吸光度を測定する。つぎに第2試薬を混合し，反応を終了させた後，同じ波長で2回目の吸光度を測定する。両者の差を算出することにより目的成分濃度を定量する。この測定を，図4.7に示すように，主波長と副波長で行う。$A-B$の吸光度差から，濁りの影響の軽減や光量補正効果があり，1回目の測定で検体盲検を差し引くことが可能である。この分析法は2試薬系で分析される項目の自動分析に利用できる。

通常，検体には多くの干渉成分が含まれているので，これが測定誤差の要因となる。定量分析では，これらの干渉成分をできるだけ除くか，あるいは反応に関与しないかたちで測定しなければならない。検体盲検とは検体をそのまま直接分析する方法（直接法）で，図4.7に示す1回目の測定をいう。検体盲検は2回目の測定値との差を得ることによって干渉成分（濁りなど）の除去に役立っている。

4.1.2 蛍光分光光度計

ある試料に紫外・可視領域の光を照射すると，試料中の目的分子がこの光エネルギーを吸収して励起状態になる。励起して遷移した高エネルギー自由電子が不安定な状態から初期の基底状態（エネルギー状態）に戻るとき光を放射する。この現象を起こす物質を蛍光物質といい，放射される光が蛍光であって励起光よりも波長が長い。

蛍光光度法は分光光度法よりも10～100倍ほど高感度であるので微量の生体成分を定量するのに適している。試料自身が蛍光をもたない場合には，目的成分だけを蛍光物質に変えることにより定量分析を行っている。主な試料を測定するための励起光の波長と蛍光波長を表4.2に示す。蛍光光度計の基本的な構成を図4.8に示す。励起光としては近視外線が多く用いられるので，光源には近視外部に強い連続スペクトルを出すキセノンランプが用いられる。放射光路と蛍光検出光路には表4.2に見合うような波長の回折格子を使用する。蛍光放

表 4.2 おもな生体物質の励起光と極大蛍光の波長（坂岸良克 ほか：「臨床化学」（臨床検査学講座），p.75，医歯薬出版（2001）表 2-8 を改変転載）

化 合 物	励 起 光	極大蛍光
ビタミン A	325 nm	470 nm
〃　 B_1	370	445
〃　 B_2	270・370・445	520
〃　 B_6	340	400
〃　 E	295	330
〃　 B_{12}	275	305
アドレナリン	285	325
ノルアドレナリン	285	325
ATP	285	395
NADH（DPNH）	340	435
アルコールデヒドロゲナーゼ(肝)	325	440
乳酸デヒドロゲナーゼ	330	440
リンゴ酸デヒドロゲナーゼ	351	447
三炭糖リン酸デヒドロゲナーゼ	340	462

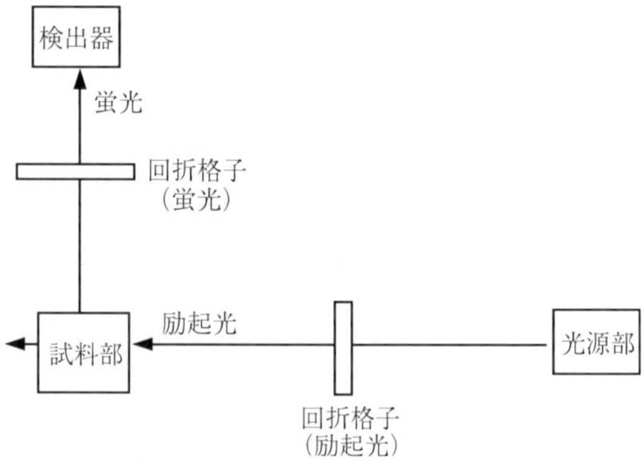

図 4.8 蛍光光度計の基本構成

射方向は励起光方向に対して直角であるため，蛍光検出路に使用する回折格子は蛍光以外の光を除くために使用される．

4.1.3 原子吸光分光光度計

　原子吸光分析法は，ある元素を含む溶液を炎の中に噴霧して発光しない程度に過熱しておき，分析しようとする元素の輝線スペクトルを炎に当てて，輝線エネルギーの吸収が起こったらその透過光を分光光度計で測定して目的元素の定量を行う方法である．吸収する輝線スペクトルの幅が狭いので目的元素の選択性が高く，共存元素の干渉も少ないとされ，直線性がよいので幅広い濃度の測定が可能である．この分析計は液体または体液の微量試料中のFe，Cu，Pb などのほか，Ca，Mg，Na，K などを高感度で定量できる．

　この光度計の基本的な構成を**図 4.9** に示す．光源部には分析対象元素特有の波長を照射する光源を用いる．一般にホローカソードランプ（低圧のネオンなどとともに封入した中空陰極ランプ）を用いる．ランプから放射された光は試料原子化部に導かれ，あらかじめ霧化された試料溶液の一部をバーナの炎の中に導入する．炎の中では，試料は熱解離を受けて原子蒸気となる．これは元素特有の波長の光を吸収し，吸収強度は元素の濃度に比例する．

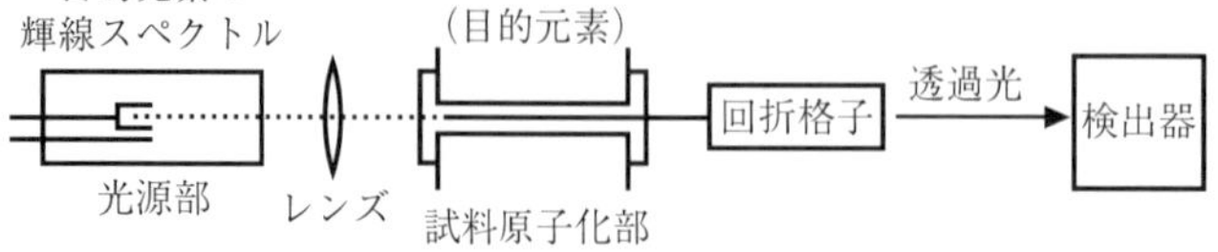

図 4.9 原子吸光分光光度計の基本構成

バーナによる炎を用いない原子化の方法として，黒鉛やタンタルの電気炉の電流を制御し，試料の乾燥，灰化，原子化を段階的に行う電気加熱炉原子吸光法がある。

試料原子化部を通過した光は，回折格子で分光され，分析対象元素特有の波長を検出器で検出する。試料の吸収前後の光強度から吸光度を求め，検量線から濃度を得る。

4.1.4 炎光分光光度計

炎の中の元素が熱エネルギーにより分解し，励起状態の原子になり，これが基底状態に戻るときに光スペクトルを発する。金属または金属の塩類を炎の中に入れるとその金属特有の波長の光を発する現象は，炎色反応として古くから知られている。この発光スペクトルの強さを測定することにより元素量を求めるのが炎光光度法である。

炎光分光光度計の基本的な構成を**図 4.10** に示す。炎光部には噴霧バーナがあり，毛細管で試料を吸い上げ霧状にして炎の中に放出する。炎を光源として発光した光は分光器に導かれ，分析対象金属の特有の波長の光を抽出して検出器で検出する。

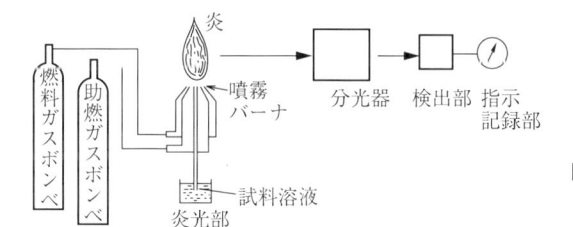

図 4.10 炎光分光光度計の基本構成

炎光光度法はアルカリ金属，アルカリ土類金属などの励起されやすい元素が有利であり，臨床化学検査では主として体液中の Na や K を，Li を内部標準物質として用いる補償法を採用して，測定し定量する。Ca の定量には，Na と比べて濃度が低いので，ガスの燃焼温度を高くして長波長側で比色している。

4.2 イオン選択性電極分析

ガラス電極の H^+ の選択性により pH を測定するのは 3.1.4 項ですでに述べたが，比較電極と選択電極間の電位差，すなわち式 (3.12) で示すネルンストの式に示すような電圧の測定で pH 値が得られる。イオン選択電極法が応用される代表的項目は H^+ ばかりでなく，Na^+，K^+，Cl^-，Ca^{2+} などがある。

これらに使用されている電極は，ガラス膜電極，固体膜電極，液体膜電極を用いるものに分類される。ガラス膜電極は pH 測定用の電極としてよく知られているが，ガラス膜の組成を変えることで Na^+ や K^+ に対する選択性を高めることが可能な電極として使用されてい

る。難溶性塩を感応膜とする固体膜電極はCl⁻電極として使用される。液体膜電極には2種類あり，その一つは，液状のイオン交換体と対象イオンの塩を極性有機溶媒に溶解し，多孔性高分子膜や多孔性セラミックスに保持した電極で，例えば第4級アンモニウム塩をイオン交換体とした多孔性膜はCl⁻電極の主流として使われる。ほかの一つは，ニュートラルキャリア（NC）型電極で，選択的に金属イオンが取り込まれる性質の「電気的に中性である環状化合物」で構成される。例えば，放線菌やキノコを生成する抗生物質環状構造をもつバリノマイシン膜はK⁺と選択的に結合するのでK⁺電極として応用される。また，クラウンエーテル化合物を用いるK⁺電極やNa⁺電極がある。クラウンエーテル化合物はK⁺やNa⁺の取込みに適したそれぞれに異なる構造の化合物を利用することができる。このクラウンエーテル膜はガラス膜電極やバリノマイシン膜電極に比べて目的イオンに対する選択性（共存イオンに対する弁別比は大略10^2程度）が高く，また応答性も速いことから現在ではNa⁺，K⁺電極の主流になっている。

　イオン選択性電極（ion selective electrode，ISE）を使用する臨床検査用の電解質分析装置は，試料の取扱いに起因する測定値の相違から非希釈法と希釈法の二つがある。また，イ

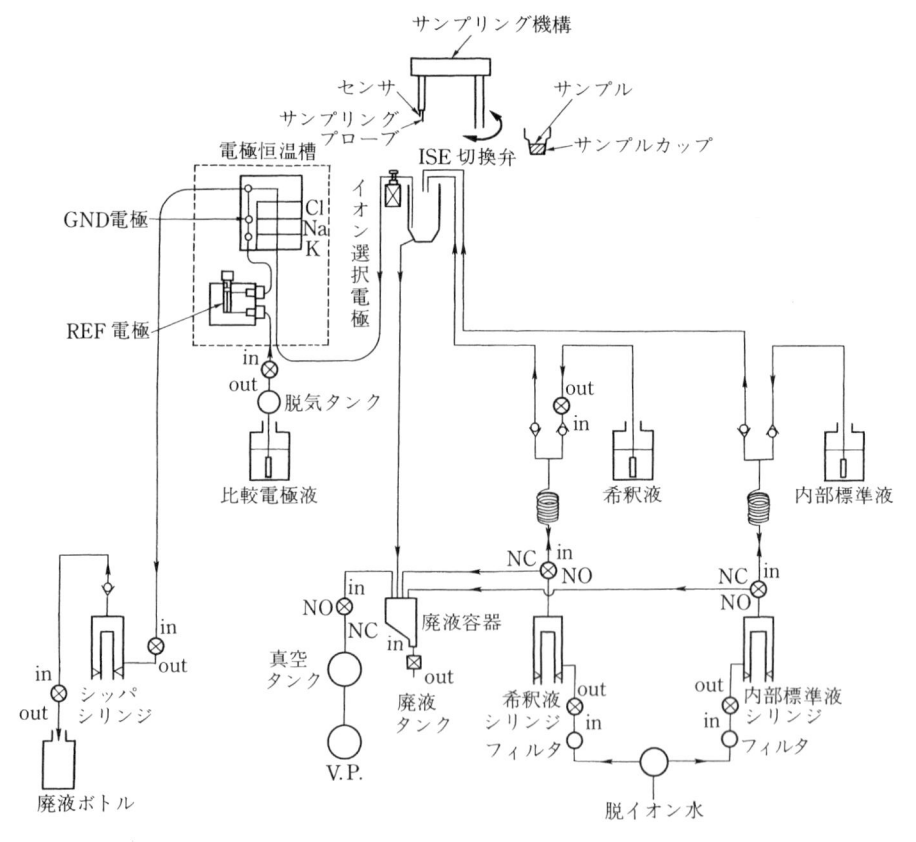

図 4.11　希釈法フロー方式電解質分析装置の一部（日本電子機械工業会 編：「改訂 ME 機器ハンドブック」，p.153，コロナ社（1996）図3.17より転載）

オン電極の使用法としてフロータイプ（試料が流れる流路に電極を設置し，測定を行う形態の電極）とディップタイプ（測定セルに試料を入れ，この試料中に電極を浸漬し測定を行う形態の電極）の二つがある。

図 4.11 に，臨床分野で主流となっている希釈法フロー方式電解質分析装置の簡単なシステムの一部を示す。内部標準液と希釈液の設定された微量を抽出して，サンプリング機構で試料に混合し，混合液がそれぞれのイオン選択電極間を通過するときに分析するシステムになっている。このシステムで頻繁に使用される Na 電極には高い金属捕捉特性をもつクラウンエーテル化合物，K 電極には抗生物質であるバリノマイシン，Cl 電極には第 4 級アンモニウム塩などが使用される。

4.3 ドライケミストリー

ドライケミストリーは分析に必要なすべての試薬が乾燥状態で保存されていて，測定時に液状試料（血液や尿など）を供給するだけで測定結果が得られる分析法である。この分析法では，試薬を含む分析素子の形態として試験紙，多層フィルムなど，1 枚または 1 個の分析素子で 1 検体 1 項目の測定ができる使い捨て方式が基本的である。

臨床検査機器は生化学，薬物，免疫項目，血液凝固などを測定対象としている。生化学検査ではシステム専用試薬として 20～30 項目が用意されているので，目的に応じて検査項目を選択することができる。

測定方法には反射測光方式，イオン電極方式，固定化酵素電極方式などがあるが，中心は反射測光方式が主流なのでその測定原理について考えてみたい。

通常，反射測光方式は糖，脂質，タンパク，酵素，免疫などに採用され，多層分析フィルムスライド型が代表的な形態である（図 4.12）。基本的な構成は検体展開層，試薬層，反射層などの薄膜が支持体上に積層されている。試薬層は目的成分と特異的に反応する試薬を含有しており，一定量の検体（10 μl 前後）を点滴した後に一定温度（37 ℃）内に搬送する。分析対象成分は試薬中の反応によって色素に変換される。数十秒～数分後に，この色素の生成量を干渉フィルタで分光された特定の波長光で測定する。

多層フィルム構成では，試薬は透明支持体の上に積層されているので裏面から反射測光する。この場合，入射光（I_0）と反射光（$I_{R(T)}$）の関係から得られる光学的反射濃度 D_R は次式で与えられ，D_R が物質濃度と一定の関係にある。

$$D_R = \log \frac{I_0}{I_{R(T)}} \tag{4.9}$$

終点分析法（エンドポイント）項目での光学的反射濃度の反応時間変化は図 4.13 であり，一定時間後の生成色素の光学的反射濃度は検体濃度と対応する。

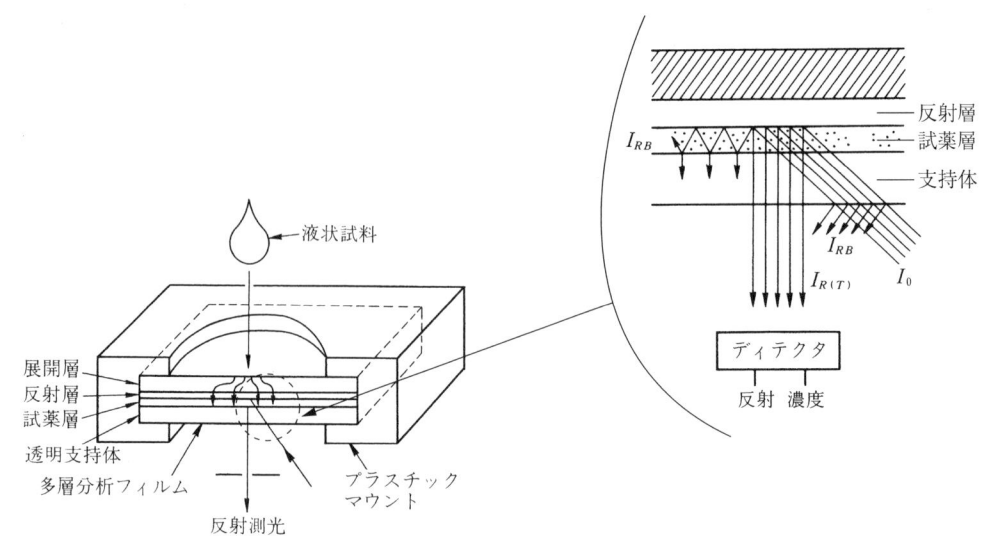

図4.12 多層分析フィルムスライド型の断面図（日本電子機械工業会 編：「改訂 ME機器ハンドブック」，pp.162〜163，コロナ社（1996）図3.39，図3.43より転載）

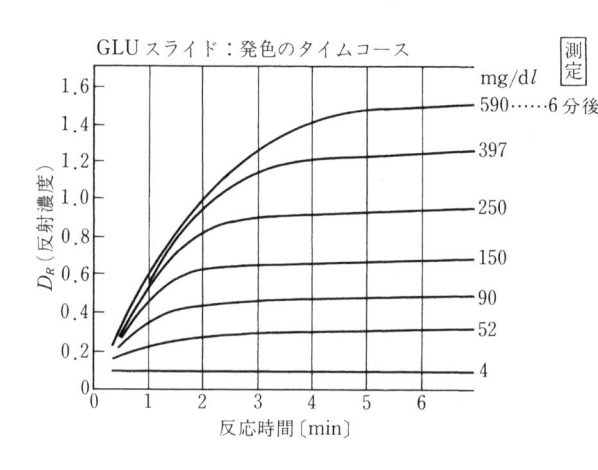

図4.13 エンドポイント項目の光学的反射濃度の反応時間変化（日本電子機械工業会 編：「改訂 ME機器ハンドブック」，p.163，コロナ社（1996）図3.44より転載）

ドライケミストリー・システムの構成は，試薬の形態により1検体処理用，多検体処理用に分類される。多層フィルム方式は試薬がプラスッチクマウントに収納されているので，多種項目，多数枚をランダムに積み重ねたり，カートリッジに収納することが可能である。このシステムの特徴は，① 反応に必要な一切の試薬が分析素子に収納されているので試薬の調整が不要，② 試薬は1測定に1回使用する使い捨て型であり，水を必要としない，③ 検体量が微量である，などである。

4.4 電気泳動法

液体内に電極を置き，これに直流の電圧を加えると，溶質は陽極または陰極へ向かって移

動する。この現象を電気泳動といい，溶質粒子あるいは分子が帯電しているために起こる。支持体膜に溶液を浸透させると，支持体（固体）と溶液が接する界面に図 4.14 に示すような電気二重層が生じる。これに直流電圧を印加すると電気泳動（コロイド粒子流）と電気浸透（溶媒分子流）の現象が起こる。

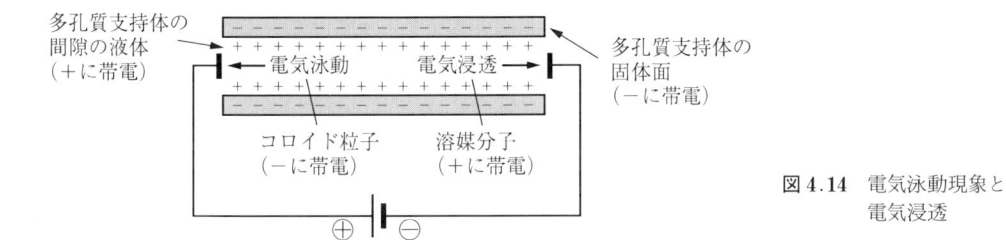

図 4.14 電気泳動現象と電気浸透

アミノ酸やタンパク質は溶媒でアミノ基（NH_2）やカルボキシル基（COOH）の電離基が電離して電荷を帯びる。これらは両性電解質の分子で，酸性側の pH では $-NH_3^+$ の数が $-COO^-$ より多くなり，アルカリ側では反対に $-COO^-$ のほうが多くなる。したがって，pH を変えると泳動の方向が逆になる。陽極側へも陰極側へもまったく移動しないときの pH を両性電解質の等電位点という。電気泳動の移動度の違いを利用して物質の分離や分析を行う方法を電気泳動法という。

いま，pH 一定のもとで電荷 q のアミノ酸あるいはタンパク質の分子に，単位長当り電圧 E を加わえたときの泳動速度 v は，泳動の抵抗係数を k とすると

$$qE = k \cdot v \qquad \therefore \quad \frac{v}{E} = \frac{q}{k} \tag{4.10}$$

となり，移動速度 v/E は分子の電荷 q と抵抗係数 k（粒子の形，大きさ，溶媒の粘性，イオン強度などで決まる）によることがわかる。

臨床化学分析では短時間の泳動，分離の鮮明さから支持体にセルロースアセテートが広く普及している。泳動距離は 2〜3 cm である。この分析法は，まず支持体を所定の大きさに切断し，緩衝液で湿潤後血清を塗布する。血清を塗布された支持体に電圧を加えて指定時間泳動させた後，泳動分画の色素染色固定を行う。色素染色を行った分画は，これをアルカリ液で抽出し，各分画を比色法で定量する。これら一連の分析操作は現在では全自動分析装置で行われる。

4.5 クロマトグラフィ

クロマトグラフィ（chromatography）は，混合物から特定の物質を抽出する分離分析法の総称である。"chromato" とは色素を意味し，1906 年，ロシアの Twett が粉末炭酸カル

シウムを充塡したガラス管で緑葉中の色素を分離したことに始まる。

4.5.1 分　離　法

　クロマトグラフィは，移動相（液体や気体）が固定相（多孔質性吸着物質）を流れる間に種々の分離モードで検体内の各成分をその移動速度の差によって分離する方法である。分離には，分配，吸着，イオン交換，分子ふるい（ゲル濾過によるサイズ排除），親和性などを利用する。

　固定相による分類は，① 水と有機溶媒の混合液を濾紙の毛細管現象を利用して移動相を形成する濾紙クロマトグラフィ，② カラムに充塡する担体としてセルロースや珪藻土（分配），イオン交換体（イオン交換），セファデックス（分子ふるい）あるいは特異的な親和物質などを利用したカラムクロマトグラフィ，③ カラムで用いられる担体を均一な厚さでガラス板やほかの支持体に固定して使用する薄膜クロマトグラフィ，の三つがある。

　移動相による分類は，① 気密なカラムを使用して移動相に気体を用いるガスクロマトグラフィ（分離分画は迅速だが，揮発性化合物が対象で，高分子のタンパク質は分析不可），② 移動相に液体である溶液を用いる液体クロマトグラフィ（ゲル濾過クロマトグラフィも含まれる），の二つがある。ガスクロマトグラフでは 350 ℃ 程度以下の温度で試料が気化することが条件になる。液体クロマトグラフでは有機溶媒または水に溶けることが条件なので，適用試料は低沸点物から一部を除いた高沸点物までが範囲に入る。

　クロマトグラフィでは，液体やガスの流れの中に混合物である試料を入れ，その試料と分離カラム内の充塡剤（**表 4.3**）とを接触させる。その結果，混合物のそれぞれの成分の性質のわずかな差によって分離カラム内の滞留時間が異なり，検出器（**表 4.4**）に到達する時間にも差ができる。その様子を**図 4.15** に 3 種類混合物の分離モデルで示す。最初マイクロシリンジで注入した A，B，C の混合試料はカラム内で順次分離され，最終段階では完全にA，B，C の配列が得られる。

表 4.3 充塡剤の種類（日本電子機械工業会 編：「改訂 ME 機器ハンドブック」，p.160，コロナ社 (1996) 表 3.5 より転載）

充塡剤の種類	分離機構	充塡剤の例	おもな適用試料
逆相（分配クロマトグラフィ）	試料と充塡剤の分配能力の差	シリカ-ODS ポーラスポリマ	医薬品 一般有機物
順相（吸着クロマトグラフィ）	試料と充塡剤の吸着力の差	アルミナ シリカゲル	天然物 合成物
GPC	分子の大きさの差	有機 GPC 水系 GPC	有機高分子樹脂 タンパク，ペプチド
イオン交換	イオン強度の差	陽イオン交換樹脂 陰イオン交換樹脂	アミノ酸 イオン性物質

表4.4 検出器の種類（日本電子機械工業会 編：「改訂 ME 機器ハンドブック」, p.160, コロナ社 (1996) 表3.6 より転載）

検出器の種類	原理および適用サンプル	感度（オーダー）
紫外, 可視検出器	紫外, 可視波長域に吸収をもつ物質 医薬品, 一般有機物	ナノグラム（10^{-9} g）
蛍光検出器	試料自身が蛍光を出すか, あるいは誘導体化して蛍光を発する物質 カテコールアミン, アミノ酸, 糖	ピコグラム（10^{-12} g）
RI 検出器	屈折率を測定するもので, すべての試料に適用可能 糖, 有機高分子, タンパク	マイクログラム（10^{-6} g）
電気化学検出器	電気化学反応を起こす試料 HVA, VMA, カテコールアミン	ナノ〜ピコグラム（10^{-9}〜10^{-12} g）

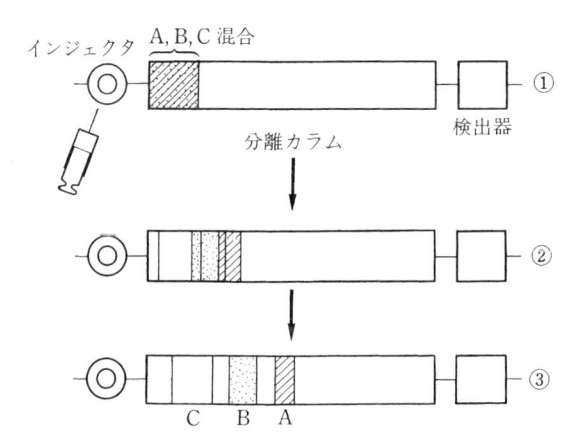

図4.15 クロマトグラフィの分離方法（日本電子機械工業会 編：「改訂 ME 機器ハンドブック」, p.159, コロナ社(1996)図3.31 より転載）

4.5.2 定性と定量

図4.15の検出器にはA→B→Cの順で成分が検出される（図4.16（a））。このときの定性分析は，スタート時からピーク点までに要した保留時間で決定できる。それは，ある条件下では物質は固有の保留時間を有し，測定条件が同一ならば同一物質は必ず同じ保留時間

（a） クロマトグラフィの定性と定量　　（b） 検量線

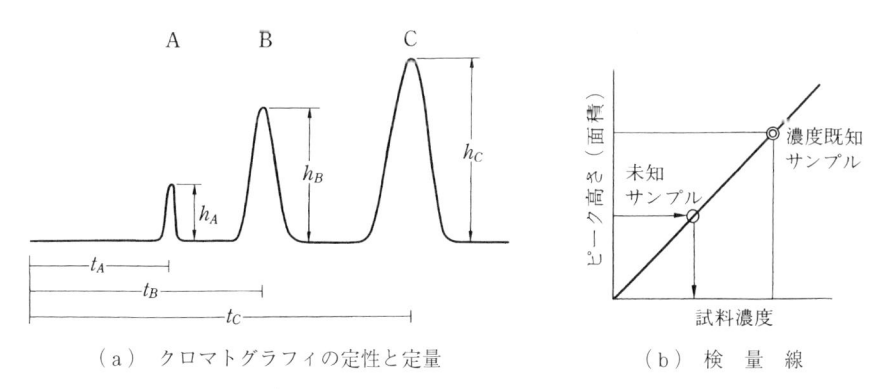

図4.16 クロマトグラフィの測定原理（日本電子機械工業会 編：「改訂 ME 機器ハンドブック」, p.159, コロナ社 (1996) 図3.32, 図3.33 より転載）

を示すからである。

　定量分析については，ピークの高さもしくは面積が試料の導入量に比例する性質があるので，あらかじめ濃度の既知のサンプルで検量線を作成しておく(図(b))。濃度未知のサンプルをクロマトグラフで高さあるいは面積を求め，検量線からサンプル未知濃度を算出する。

4.5.3　液体クロマトグラフィの体液成分分析法

　液体クロマトグラフィでは，低沸点物から高分子を対象にした高沸点物まで広い応用範囲があり，しかもガスクロマトグラフのように熱を加えるのではなく溶液の状態でサンプルの分析が行われるため，サンプルの分解，変質が少なく医用分野では広く使用されている。医用分析装置としてはグリコヘモグロビン測定装置が糖尿病関連の分野で活躍している。このほかに，カテコールアミン，HVA（バニールマンデル酸）/VMA（ホノバニリン酸），フェニルケトン（先天性代謝異常），プロスタグランジン，ポリアミン，胆汁酸などの分析に活用されている。また薬物の血中濃度測定や尿中物質のパターン分析による病気との関連の研究にも使用されている。

　医用分野での測定対象物質である尿，血液中の微量成分分析は，測定に際して試料の前処理が最も面倒であり，しかも大切な事項である。この前処理も測定対象によって一様ではない。例えば，血液中のカテコールアミンを測定する場合は，一般に除タンパクなどの前処理を行ってから液体クロマトグラフに注入される。これを怠れば流路系が詰まってしまい故障

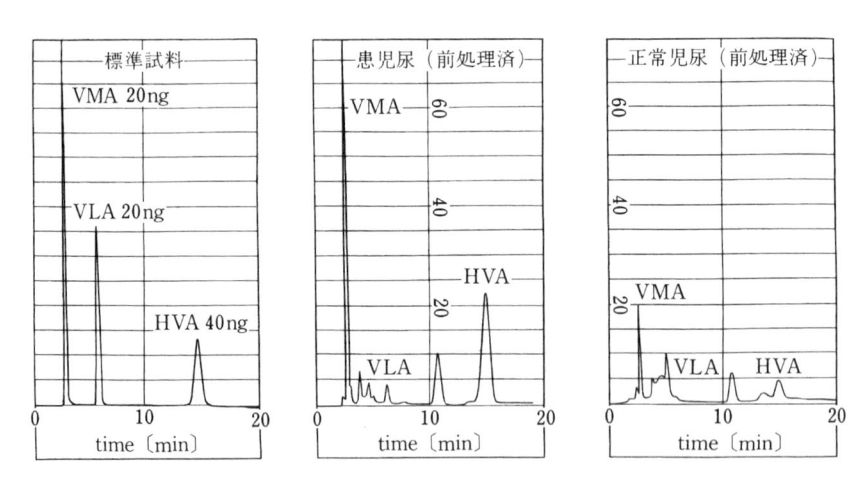

データ（蛍光モニタ使用）
注入度：5 μl　　流　量：1 ml/min　　充てん剤：3013-O
カラム温度・40℃　　カラムサイズ：4 mmID × 150 mmL
検　出：FL Ex. 282 nm, Em. 325 nm
溶離液：0.05 M 酒石酸（pH 3.7）：CH₃CN = 500 : 40

図 4.17　VMA，HVA の測定例（日本電子機械工業会 編：「改訂 ME 機器
　　　　ハンドブック」，p.162，コロナ社（1996）図 3.38 より転載）

を起こすことになる。ここで測定例として，小児がんの一種である神経芽細胞腫の診断に用いられる尿中のVMA，HVAの測定例を**図4.17**に示す。正常人と比べて異常に大きな値が測定されている。

4.6 自動化学分析装置

臨床化学検査の自動化の目的は，多検体処理，分析時間の短縮，試料や試薬の微量化，分析精度の向上にあり，かつ初速度分析法をはじめとした多様な分析方法を採用し，検体盲検補正や光量補正およびデータ処理が容易なことである。

生化学検査における分析測定は，検体中の測定対象成分に対して特異的に化学反応を行わせる試薬を加えて反応させ，その反応生成物の吸光度，または反応過程の吸光度変化を測定して検体中の対象成分を定量するものでる。この原理は，昔からピペッタと試験管による用手法と同一である。しかし，この分析操作を自動化することで，分析の均一性，再現性，省力化が可能になった。

自動化の歴史は，1954年の米国のL.T.Skeggsの考案により，テクニコン社が1957年に製品化したことから始まった。当初はコンティニュアスフロー方式であったが，その後ディスクリート方式と発展し，それをベースにして現在の円形マルチセル方式へと進歩している。

4.6.1 ディスクリート方式

図4.18に，ディスクリート（discrete，分注）方式の基本的ともいえる装置の構造（1971年発売の日立500形自動分析装置）を示す。この構造は，用手法の試験管を単にチェーンコンベアに連結しただけのように見られるが，試料や試薬の分注の方法や分析の工程を理解するのに役立つばかりでなく，最新の円形マルチセル方式と共通する考え方が含まれている。

化学反応を起こす反応容器（フッ素樹脂製）を100個コンベア上に装架し，1時間の反応に供されるステップ数は12〜36まで自由に選択できる。反応中の反応容器は恒温層で温度を一定に保つ。検体の採取分配はピペッタで行われ，項目ごとに用意されたノズルによって反応容器に抽入される。試薬が1種類の場合はこのままでよいが，2種類以上ではライン上の適当な場所でディスペンサにより加える。

ディスペンサは，**図4.19**（a）に示すように，まず弁1を開け，弁2を閉じてピストンを下げると，試薬はシリンジ中に入ってくる。つぎに弁1を閉じ，弁2を開けてピストンを上げれば，そのストロークに応じた量の試薬がノズルから吐き出される。ピストンの上下運動はパルスモータによって行われる。

ピペッタは，図（b）に示すように，細いシリンジはμl単位の量を，太いシリンジはml

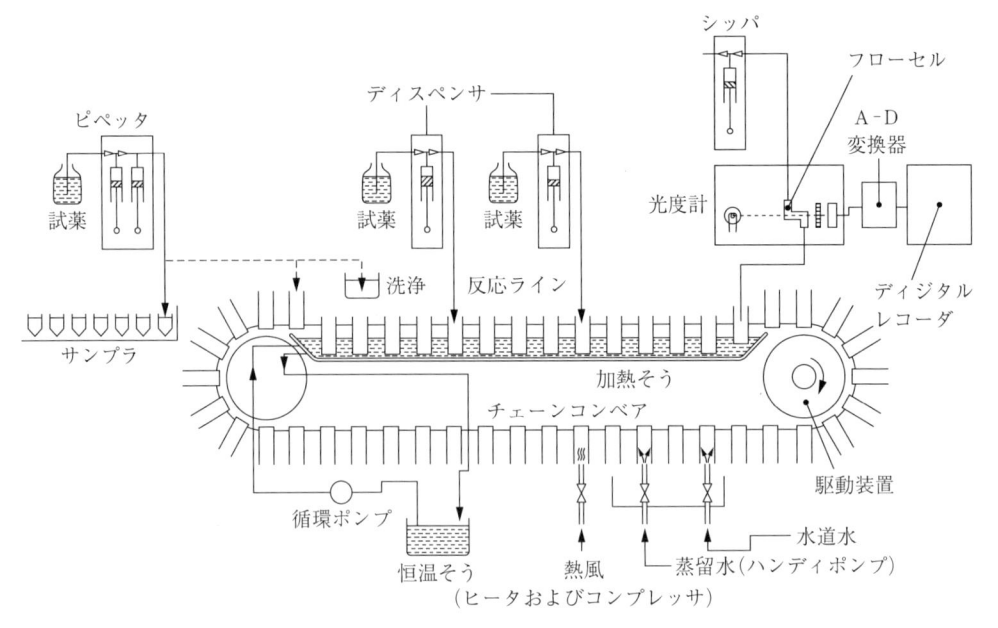

図4.18 ディスクリート方式自動分析装置の構造（日立400，500型技術資料より）

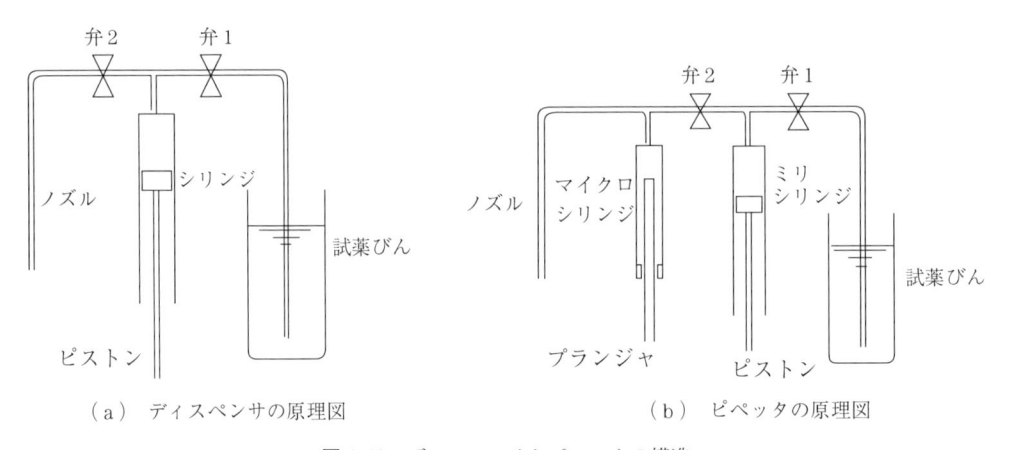

図4.19 ディスペンサとピペッタの構造
（a）ディスペンサの原理図
（b）ピペッタの原理図

程度の量を扱うので，それぞれマイクロシリンジ，ミリシリンジという。まず弁1を開け，弁2を閉じてノズルを試料中に入れ，両シリンジのピストンとプランジャを下げると試薬はミリシリンジの中へ，試料はプランジャのストロークに応じた量だけノズルの中へ入ってくる。この場合，量が20〜140 μl と少ないので，ノズルの途中までしか入らない。つぎにノズルを反応容器のほうへ移動させ，弁1を閉じ，弁2を開けて両シリンジのピストンとプランジャを上げると，試薬はノズル中の試料を洗い出しながら反応容器中に注入する。

反応容器に注入された溶液は，定められた反応時間後に光度計のフローセルに吸い上げられ，吸光度が測定される。簡素化のため単一波長光式の測定を行っている。光度計はフロー

セル中の気泡が抜けやすいように斜めに設置されている。光度計への発色液（反応液）の吸い上げはディスペンサと同じ構造（シッパという）のものを用いている。

このようなディスクリート方式の自動分析装置のよい点は，検査室で技師が実際に行っている一連の作業をそのまま機械化したものといえることで，非常に理解しやすいことが特徴である。さらに，用手法で行われている分析法をほとんどそのまま応用できるという利点をもっている。

4.6.2 円形マルチセル方式

この方式はディスクリート方式をさらに改善して，高速度化，多機能化，高精度化した装置である。分析の手順は本質的にはディスクリート方式と変わりはないが，具体的な装置の形態としては大きく異なっている。円形マルチチャネル・ディスクリート方式の分析装置機能系統図を**図4.20**に示す。

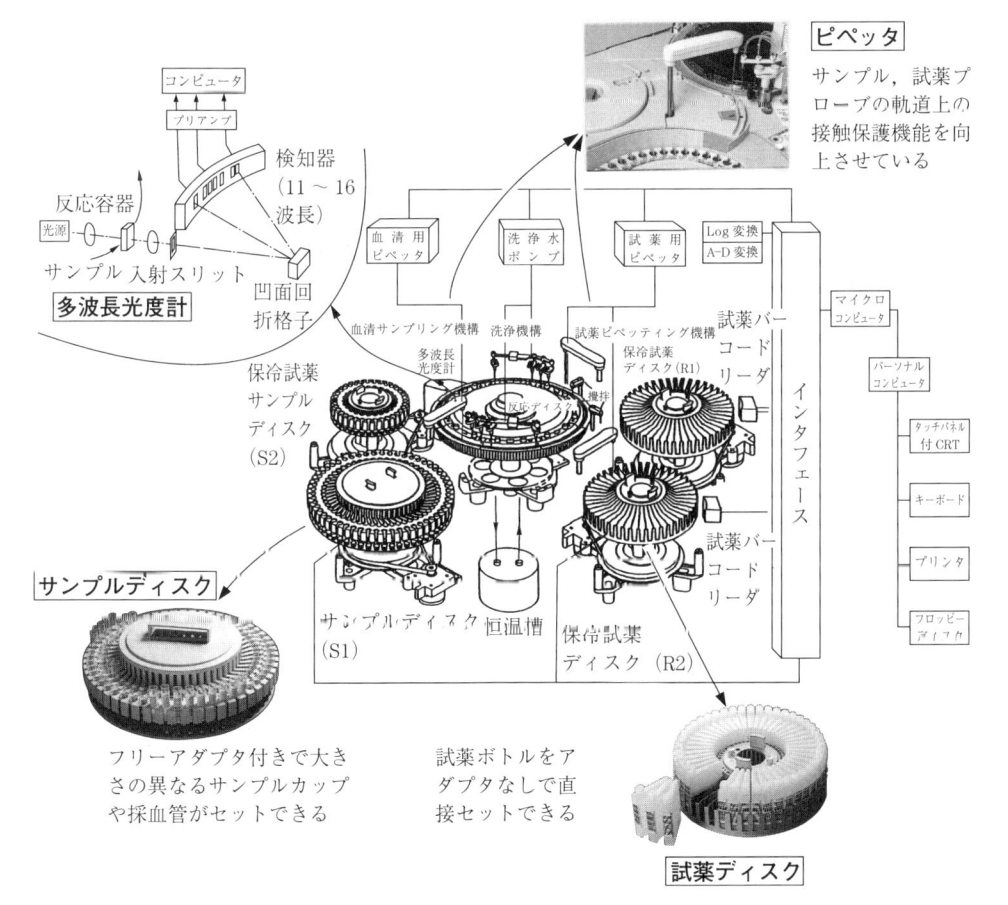

図4.20 円形マルチチャネル・ディスクリート方式の分析装置機能系統図
（(株)日立ハイテクノロジーズ技術資料より）

反応ディスクを中心にサンプルディスク，二つの試薬ディスクが配置され，ピペッタによってそれぞれ検体（試料），試薬を反応ディスク上の反応容器に注入し，反応時間管理を行ったのち多波長光度計で分光分析を行う。各ディスクが回転することで，100以上の検体と多数の試薬を，それぞれのカセットからピペッタで高速度に組み合わせることができる。なお，ディスクリート方式で使い分けていたピペッタとディスペンサの区別はなく，図4.19（a）のディスペンサの機構をここではピペッタといっている。

一般に，装置は検体分取計量系，反応機構系，検知測定系，制御・データ処理系の四つで構成されているが，臨床化学自動分析では正確，精密，迅速，微量の4条件が必要とされる。かつ，医療特有に要求される細かな設計配慮が装置に反映されなければならない。

〔1〕 **検体分取計量系**　検体分取計量系は，サンプラと検体サンプリング機構からなり，測定すべき検体は検体容器に入れてサンプラ（サンプルディスク）にセットし，検体サンプリング機構により順次反応機構系（反応ディスク）の反応容器に一定量分取される。検体容器として採血管をそのまま使用し，その採血管自体にバーコードなどで検体識別番号を表示したラベルを貼り付ける。

検体分取機構としては，試薬の分取を同様に，微量の検体を精度よく分取するために**図4.21（a）**に示すような分注器を使用する。この構造はシリンジのピストンをマイクロコンピュータで制御されたパルスモータで駆動し，それぞれの分析項目に応じた検体量や試薬量が検量される。この検量作業時間は装置全体の検体処理速度に影響を与える。微量化による精度は検体量 $3\mu l$ で標準偏差率1％以下が要求され，試薬についても1項目当り50〜400

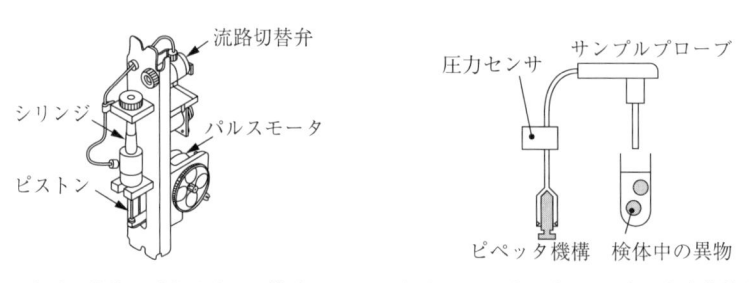

（a）検体・試薬分注器の構造　　（b）サンプルプローブ内圧力変化検出法

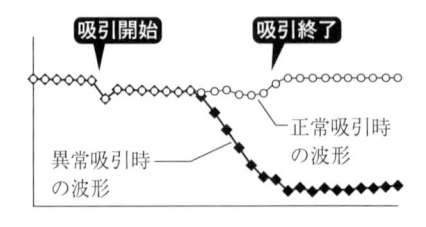

（c）圧力センサの圧力波形

図4.21　検体（試薬）のサンプリング方法（日立自動分析装置9000シリーズ新技術資料より）

μl と，初期の装置に比べて約10分の1に微量化されている。さらに，この精度の信頼性を向上させるために，図(b)に示すように，ピペッタ機構に圧力センサを取り付けてサンプルプローブ内の圧力を測定し，検体に異物が発生・混入した場合に吸引時の異常圧力波形（図(c)）を自動検出する方法が導入されている。

〔2〕 **反応機構系** この機構系は，反応容器，反応容器移動機構，加熱槽，洗浄乾燥部からなる。まず，検体と試薬は混合されたのち，従来ならばへらなどの攪拌子で攪拌されていたが，図4.22に示すように超音波振動による新しい技術（反応液に接触しない間接的攪拌）手法で攪拌される。化学反応は恒温水（25, 30, 37 °C）が循環する加熱槽により一定温度に保たれた反応容器内で行われる。分析精度を1％以内にするためには，温度制御精度は±0.1 °C以下にすることが要求される。

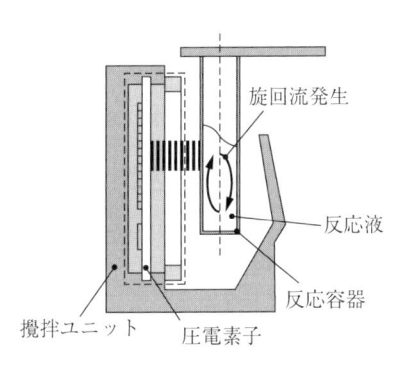

図4.22 非接触式超音波攪拌機構（日立自動分析装置9000シリーズ新技術資料より）

〔3〕 **検知測定系** 検知測定系は光度計と測定セルで構成される。光度計は長時間にわたって安定し，しかも検体の微量化に伴って測光精度も吸光度0.0001のオーダが要求される。検体の濁りや色の影響を軽減し，さらに測定セルの汚れ，傷にも大きな誤差を生じないように2波長測光法が多く用いられている。図4.20の多波長光度計で見られるように，タングステンランプから出た光は直接測定セルに当たり，反応液固有の吸収を受けた透過光が分光器に入り，凹面回折格子に当たり分散する。そのスペクトルの各波長（11〜16波長）の位置にあるホトセルで電気信号に変換する。電気信号はA-D変換され，コンピュータに入力される。

〔4〕 **制御・データ処理系** 制御・データ処理系は，コンピュータによってサンプリング制御，分注器制御，反応時間制御，2波長測光制御など，すべてを制御の対象としており，データ処理を含めて装置の最終的な精度と分析速度を支配している。

ここで自動分析装置の一例として，図4.23にその外観を，表4.5に代表的な性能を示す。この装置は小型・小電力ながら，1時間に最大800テストの高速処理を行い，同時に最大86項目の分析能力をもち，反応時間は3分から22分まで可変で，試薬添加数も1〜4試薬まで対応できる機能をもっている。

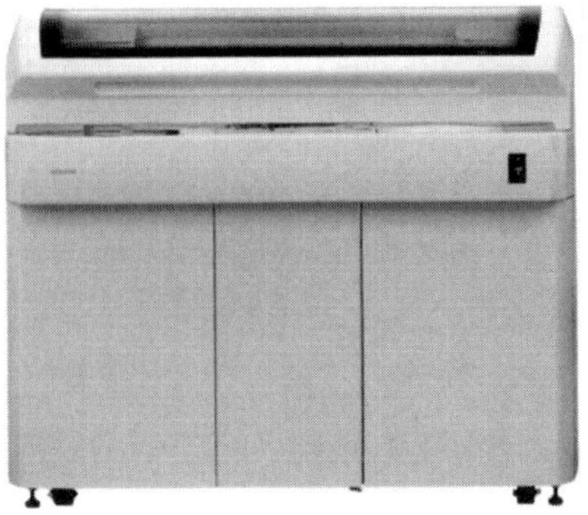

110　4. 血液の化学分析

図 4.23　自動分析装置（日立 7180 型カタログより）

分析部本体　144 × 80 × 123 cm 約 400 kg

表 4.5　自動分析装置の代表的な性能（日立 700 型カタログより）

項　目	内　　容
処理能力	最大 800 テスト/時（電解質分析付属装置使用時は最大 1 200 テスト/時）
同時分析項目数	最大 86 項目（電解質分析付属装置使用時は最大 89 項目）
分析法	エンドポイント法，2 ポイント法，レート法など 20 種類，電極法（オプション）
検体量	1.5〜35 μl/テスト（0.1 μl/単位）
試薬	1〜4 試薬，各試薬 20〜270 μl/テスト（1 μl 単位），最終液量 120〜300 μl テスト
サンプル架設数	ターンテーブル式　　一般・緊急検体（110） 　　　　　　　　　　管理・標準液（57），洗浄液（3）：保冷コンパートメント
サンプルカップ	ポリスチレン容器　　標準カップ・微量カップ
試薬容器	7 ml, 20 ml, 70 ml
試薬保冷庫	第 1 ディスク 45 ポジション，第 2 ディスク 44 ポジション，全試薬保冷
洗剤	プローブ用 2 種（70 ml および 140 ml，試薬ディスク外），セル用 2 種を使用
反応ディスク	ターンテーブル方式
反応容器	プラスチック製，セミディスポーザブル（光路長 5 mm）
反応時間	3, 4, 5, 10, 15, 22 分（項目ごとに設定可。15, 22 分使用時は処理能力低下）
反応温度	37 ℃±0.1 ℃
撹拌	各試薬分注直後
測定波長	340〜800 nm（12 波長固定）
測定法	1 波長または 2 波長同時測光
データ処理機能	自動キャリブレーション，多点キャリブレーション，折れ線キャリブレーション，比色分析演算，レート分析演算，アイソザイム分析，血清情報，検体ブランク補正，$\overline{X}$-R 管理，自動再検機能，キャリブレーショントレース，テストカウンティング，キャリブレーション点選択機能，全分析法でプロゾーンチェック
出力帳票	分析結果（モニタ様式，報告書様式），ワークシート，再検リスト，光度計チェックリスト，QC リスト，アラームトレース，オペレーショントレース，反応課程モニタ，検量線ハードコピー，QC チャートハードコピー
サポート機能	再現性計算，スリープモード，稼働情報管理，検体種別設定，緊急検体簡易分析，オンラインヘルプ，リモートサポート，オペレータ ID 管理，項目間演算，

4.6.3　自動検査システム

　最近の臨床化学分析は，多数の検体とその検査依頼情報の集中化で，一括処理によって行われている。このような組織的な検査体制が確立されたのは，検体の前処理工程と自動分析装置を搬送システムと情報制御管理システムで連結した総合的な自動化システムが構成され

たからである。

　自動化システムの例を図 4.24 に前処理システムと分析システムを併せて紹介する。前処理システムは検体分類モジュール，バーコード貼付モジュールなどの前段部とオンライン分注モジュール，遠心分離モジュールなどの主体部で構成され，分析システムは多検体処理モジュール，多項目処理モジュール，免疫分析モジュールが主体で構成されている。多検体処理モジュールは 4 項目セミランダムアクセス型のモジュールで，最大 16 項目，最大 2 400 テスト/時の処理が行える。検体数の多い，基本分析項目に適している。多項目処理モジュールはランダムアクセス型のモジュールで，ピペッティング方式により最大 44 項目，最大 800 テスト/時の処理が行える。比較的検体数が少なく，しかも多くの分析項目（免疫，特殊項目，薬物分析項目）の処理に適している。免疫分析モジュールは最大 170 テスト/時，同時最大分析項目数 25 の能力をもっている。これだけの大量の分析を可能にするのは，前処理システムが適切なタイミングと処理時間で多種類の処理を可能にしているからであり，かつ両システム間の試料の搬送が円滑に行われているからである。

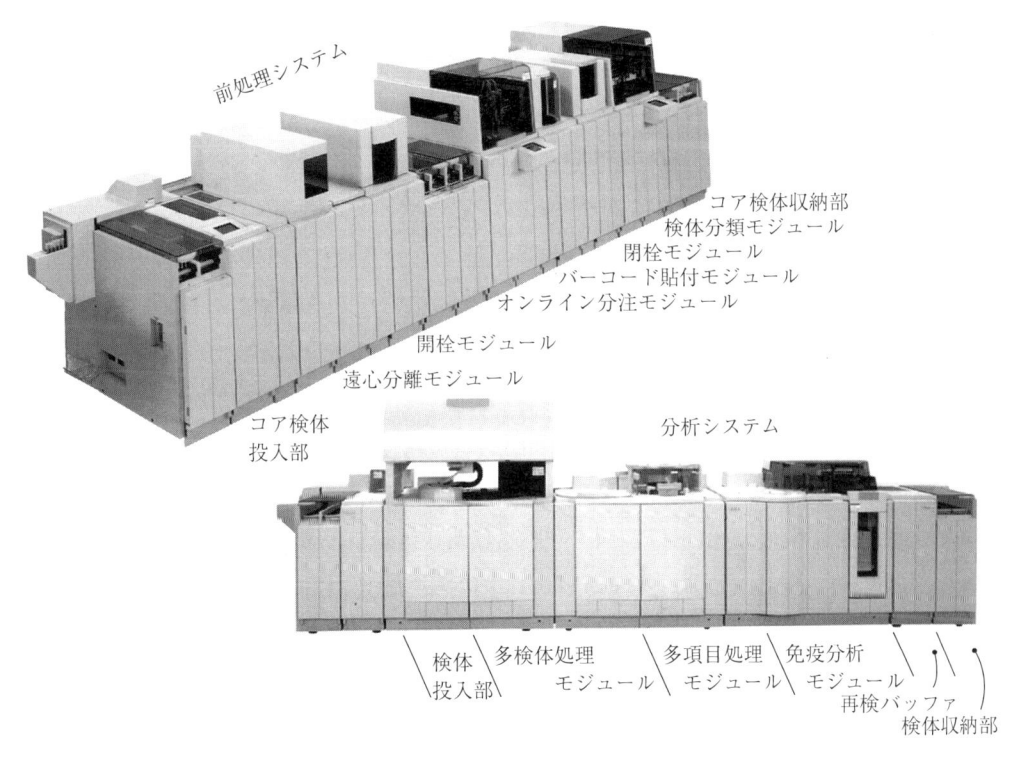

図 4.24　自動分析総合システム（日立 7700 シリーズカタログより）

　このような自動分析システムが広く普及したのは，システム自体がもっている機能によるのみでなく，その原動力は，少ない検査人員で多くの検体を処理しなければならないという，各検査部門の差し迫った事情であり，さらにその推進力になったのは，高精度の検査結

果を迅速に診療側に提供しようという診療支援の考え方があったといえる。

4.7 尿検査装置

腎臓では血漿に似た溶液が糸球体毛細管から尿細管内に濾過され，この濾過液は尿細管を流れていくにつれ尿細管再吸収が行われて，その組成が変化して尿が生成される。したがって，血漿と平均的な尿の組成を比較してみると，これらの再吸収，分泌の程度がわかり，水分および生体にとって重要な電解質や代謝物質が体内に保持され，老廃物が除去されていることがわかる（**表 4.6**）。

表 4.6 生理学的に重要な数種の物質の尿中，血漿中の濃度

物　質	尿	血　漿
ブドウ糖〔mg/dl〕	0	100
Na$^+$〔mEq/dl〕	150	150
尿素〔mg/dl〕	900	15
クレアチニン〔mg/dl〕	150	1

血液成分，特に血漿の成分については，表に示す以外に多くの電解質，尿素窒素，尿酸，中性脂肪，LDH・総コレステロールを含めた脂肪類，あるいはタンパクなどの成分が前項に示した分析装置によって自動的に分析される。

尿の成分は先の生理現象から腎機能に深くかかわっているから，健康診断での尿検査は腎疾患のスクリーニング検査として重要な役割を果たしている。排尿の異常，尿量や性状の異常のほか，腎機能異常によって出現する浮腫，高血圧，貧血，その他の症状が出た場合には，腎疾患による可能性を考慮して腎疾患のスクリーニング検査が必要である。

腎疾患のスクリーニング検査としては，尿所見の異常（タンパク，潜血反応など）と腎機能の異常の有無のチェックが主体となるが，予測する障害の種類によって行うべきスクリーニング検査の内容も異なってくる。尿タンパクは糸球体病変のスクリーニングに有効である。尿潜血反応は糸球体病変のみならず，尿路系の悪性腫瘍，感染症，結石などのテストに有効である。

尿のスクリーニング検査は非常に簡単で，**図 4.25**（a）に示すように，幅 5 mm，長さ 10 cm 程度の細長いプラスチック板に試薬を貼付した試験紙を尿中に数秒から数 10 秒ほど浸して，呈色した色と基準色を比較することで完了する。例えば，尿タンパク検出は，試験紙に pH 指示薬を貼付し，タンパクが存在すると pH 指示薬が溶液の真の pH 発色を示さず，変色点が変化して異なる発色をすることを利用している。タンパク種のアルブミンに最も高い感度をもっている。また，尿潜血反応はシアメントヘモグロビン法を用いた検査で，これ

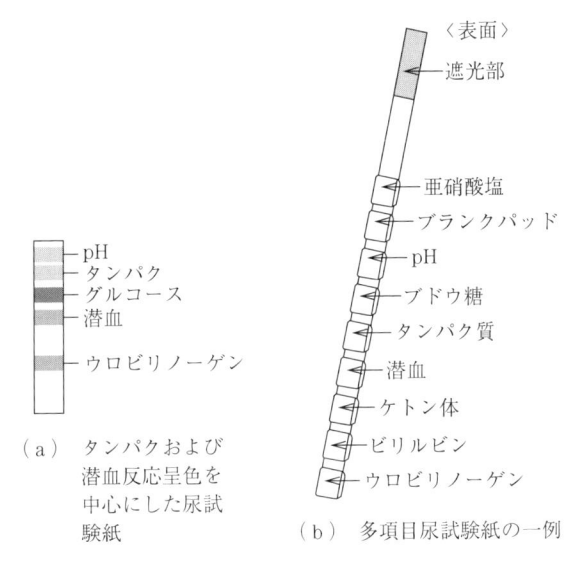

(a) タンパクおよび潜血反応呈色を中心にした尿試験紙

(b) 多項目尿試験紙の一例

図 4.25 目視法による尿試験紙

を貼付した試験紙を同様な時間で尿中に浸すと反応をして呈色する。試験紙の色を基準色と比較して判定を行う。ヘモグロビン 15 mg/dl，赤血球 5 個以上で陽性となる。

尿潜血反応があった場合に，検尿と同様に簡単でかつ多くの情報を得る方法に尿沈渣法がある。検査法は，新鮮な中間尿を採取し，5 分ほど遠心分離器にかける。すると尿の液状部分は上に，尿中の細胞，赤血球，白血球，尿酸結晶などは下に沈殿する。沈殿物を顕微鏡で観察し，どの成分が増加しているかを調べる方法である。

試験紙を使った尿検査は比色の目視判定にやや精度を低下する懸念もあるが，その簡易性，迅速性，患者への負担軽減などから，スクリーニング検査には不可欠な臨床情報として定着している。

尿を対象とする検査項目は，表 4.7 のように，大きくは物理的，化学的，顕微鏡による沈渣法がある。この検査は容易で普遍的な一般検査であるので，その検査結果は腎・尿路系や各代謝系の異常も発見できる確率が高い。

このように尿検査の重要性を高めてきた要因の一つとして，尿試験紙の発展が挙げられ

表 4.7 おもな尿検査項目

区 分	お も な 項 目
物理的性状	量，色，概観，におい，pH，比重，浸透圧
化 学 成 分	糖，タンパク，ビリルビン，ケトン体，ウロビリノーゲン，ホルモン，ヘモグロビン，尿素，尿酸，アンモニア，クレアチニン，Ca，P，Na，K，Cl，アミラーゼ，HCG，ほか
沈 渣	血球，細胞，細菌，結晶

る。単項目から複数項目まで多種の試験紙が市販されている。最近では比重や白血球の検出も可能な試験紙も現れている。その項目は 12 種類までに拡大しているといわれる。多項目検査の試験紙例を図 4.25（b）に示す。それまでは，溶液試薬による試験管内反応などで検査されていたのが，試験紙を尿中に指定された数秒の時間浸し，数十秒待ってから目視により対象色見本と比較して，変化した色調からおよその濃度を読み取るもので，この手軽さから広く普及したといえる。

当初の試験紙の精度は定性の域を出なかったが，反応系やコーティング技術の改良に加え，光学系による自動読取り装置の出現により，ある程度の定量も可能になった（**表 4.8**）。そこで定量性を測定する代表的な尿検査装置として，乾式尿分析器，浸透圧測定器，尿沈渣自動測定装置を紹介する。

表 4.8　尿検査に用いられるおもな装置

	対象項目		おもな装置
物理的性状	pH 比　　重 浸　透　圧		乾式尿分析機 尿比重計 浸透圧計（オスモメータ）
化学成分	全般	定性・半定量 定量	乾式尿分析機 フィルム式乾式分析機 生化学自動分析装置
沈　　渣	有形成分		顕微鏡 尿沈渣自動測定装置

4.7.1　乾式尿分析器

尿試験紙を用いて，各項目に特有の波長を使って，色調の変化を反射率測定により光学的に読み取る装置である。この原理はドライケミストリー法での試験紙法での反射率測定法におおむね似ており，**図 4.26** にその原理図を示す。具体的な測定法は積分法を用いたり，2 波長測光を用いたりして，試験紙の表面による乱反射の影響や着色尿の影響を少なくしている。これら試験紙の技術は試薬を塗布したフィルムの多層膜に発展し，定量精度の高いドラ

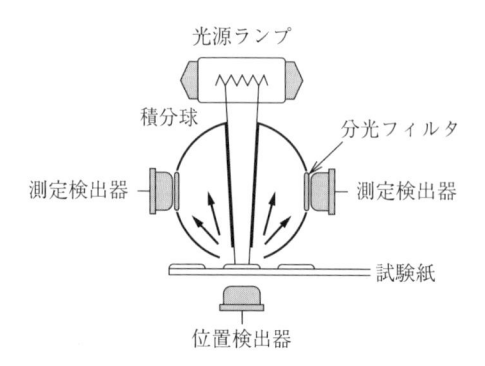

図 4.26　乾式尿分析器原理図[1]（日本電子機械工業会 編：「改訂 ME 機器ハンドブック」，p.178, コロナ社（1996）図 3.72 より転載）

4.7.2 浸透圧測定器

浸透圧の測定原理は腎臓病，電解質異常，糖尿病など体液恒常性の変化をもたらす病態の診断に用いられる。測定原理として氷点降下法，蒸気圧法などがあるが，一例として氷点降下法の測定原理を図 4.27 に示す。図（a）は測定セル部の概略図で，セル内に導入された尿はサーモモジュールによって過冷却状態にする。さらに超冷却部で一気に氷結させ，このときの氷晶形成温度から氷点降下度を求めて浸透圧を計算する。このときのセル内温度変化を図（b）に示す。

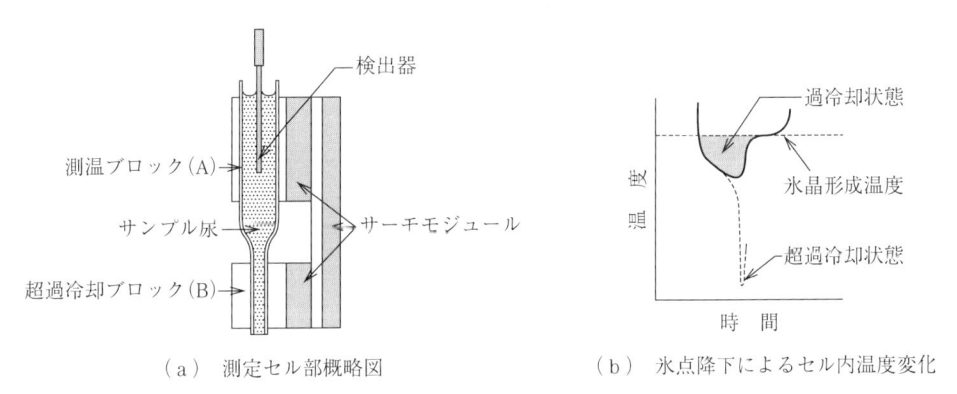

図 4.27　氷点降下法による浸透圧測定器の原理（日本電子機械工業会 編：「改訂 ME 機器ハンドブック」，p.178，コロナ社（1996）図 3.73，図 3.74 より転載）

4.7.3 尿沈渣自動測定装置

尿沈渣検査は尿中に存在する有形成分の検証であり，腎や尿路系の炎症性疾患の診断に重要な役割を果たしている。先にも述べたように，従来は尿を遠心分離器で管低にたまった沈渣をスライドガラスに塗布して顕微鏡で検査したが，最近製品化された自動測定装置は姿勢制御可能なシースフロー技術と高速画像処理による有形成分の分類により，尿沈渣検査の自動化が試みられている（図 4.28）。注入された尿は超生体染色され，シースフローチャンバ内を糸状に通過し，同時に高速ストロボフラッシュにより継続的な画像としてビデオカメラにとらえられる。この粒子像は画像処理により分類，表示される。

尿中の有形成分は多種にわたり，また細胞などは変化が著しいので，分類結果は候補として粒子像が画面に一括表示され，測定者がおのおのチェックして再分類を行うようになっている。

116   4. 血液の化学分析

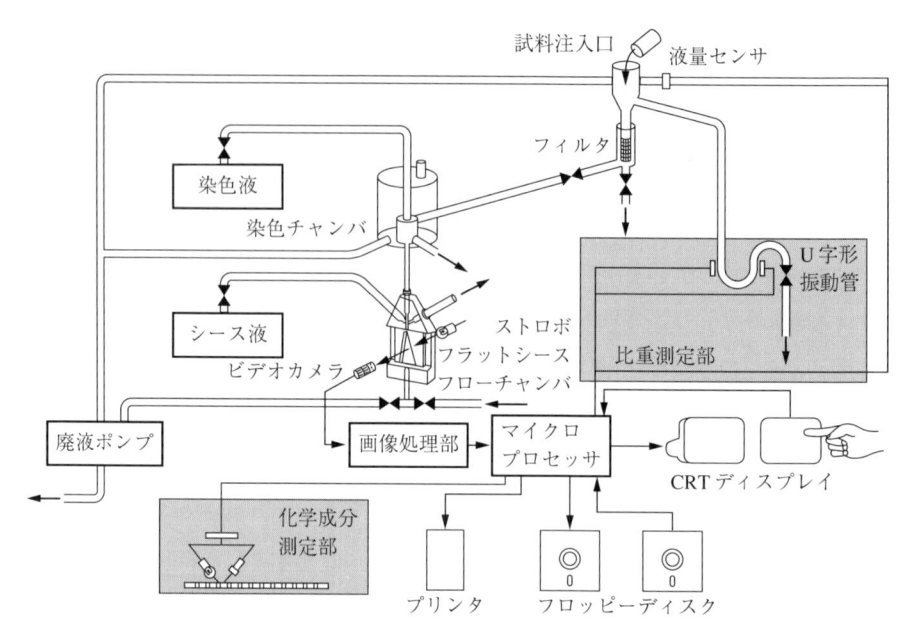

図4.28 尿沈査自動測定装置の測定原理（日本電子機械工業会 編：「改訂 ME機器ハンドブック」, p.179, コロナ社（1996）図3.75より転載）

5. 血液成分交換を中心にした治療器

5.1 人工呼吸器

　肺機能には換気，分布，拡散の三つの機能があることは 2.1 節ですでに述べた。脳塞栓などの呼吸中枢障害，肺水腫などの肺実質障害，喘息による気道障害などの呼吸不全に見舞われている人々は，健康人の機序による自然呼吸が維持できず，拡散能力が低下して十分な酸素の摂取ができない。このような呼吸障害がある場合に換気，分布の補助あるいはその代行をするのが人工呼吸器である。本来，人工呼吸器は肺胞の拡散機能を直接代行できないが，吸気の O_2 濃度を高めることで実質的に拡散（肺胞のガス交換）を促進している。したがって，結果として肺水腫や肺繊維症などの拡散障害を改善している。

5.1.1 人工呼吸器の構造

　人工呼吸器の基本構成を図 5.1 に示す。酸素・空気の圧縮ボンベから，酸素濃度が設定されたブレンダで患者に供給される医療ガスがつくられるが，その出力は吸気蛇管のガス濃

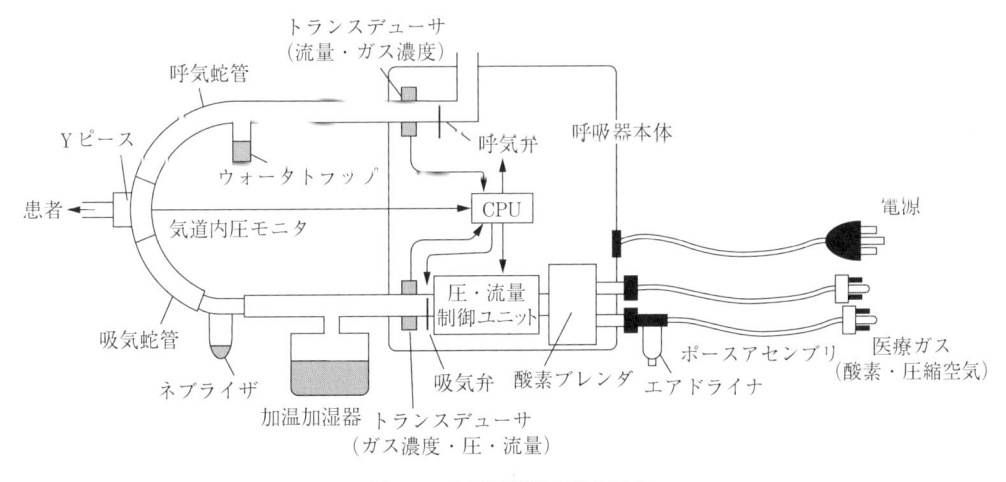

図 5.1　人工呼吸器の基本構成

度・圧・流量の情報，呼気蛇管の流量・ガス濃度の情報，および患者の気管に挿入されている気道（挿管）内圧情報によりコンピュータで制御される．また，コンピュータはこれらの情報をもとに吸気弁・呼気弁の開閉制御を同時に行う．

吸気蛇管には加温加湿器とネブライザを接続して気道乾燥回避と気道粘膜機能保持を行う．呼気蛇管では，飽和水蒸気が温度差によって結露した水分を除去するためのウォータトラップを設置する．人工呼吸器の作用の成果は動脈血の酸素飽和度，呼気ガスの流量・CO_2濃度に表れる．したがって，これらの情報の応答速度は速いことが必要である．

5.1.2 換気モードと自発呼吸

人工呼吸器には陽圧式と陰圧式とがある．陰圧式は，ポンプでタンク内を陰圧にして肺胞内圧を陰圧にし，自然呼吸と同じような換気をさせる方法である．このタンクは鉄の肺（drinker respirator，密閉した金属タンク内に頭部以外の体全体を入れ，間欠的に胸部に陰圧を加えて人工呼吸をさせようとする装置）とも呼ばれ，1952年ごろヨーロッパで大流行したポリオ（ポリオウィルスに感染した主として小児の筋群の麻痺，萎縮による呼吸麻痺）の治療に人工呼吸器として活躍したが，患者の胸部位を機械で取り囲むため，胸部外傷患者の処置が難しいことや大型で場所を占有することが欠点で，現在ではほとんど使用されていない．現在，実用的に使用されている人工呼吸器は陽圧式で，機械的加圧によって強制的にガスを気道から肺胞に押し込んでいる．

陽圧式には従量式と従圧式がある．従量式は設定された量を1回換気量として患者に圧入する従量規定換気（volume control ventilation, VCV）法であるが，気道や肺の状態が変化した場合にも機器は規定通りガスを挿入しようとする持続強制換気（continuous mandatory ventilation, CMV）なので，図5.2に示すように患者の換気機能によって吸気流速と気道内圧は大きく変化する．従圧式は設定された圧で患者にガスを挿入する従圧式調節換気（pressure control ventilation, PCV）法であるが，気道や肺の状態が変化しても設定した

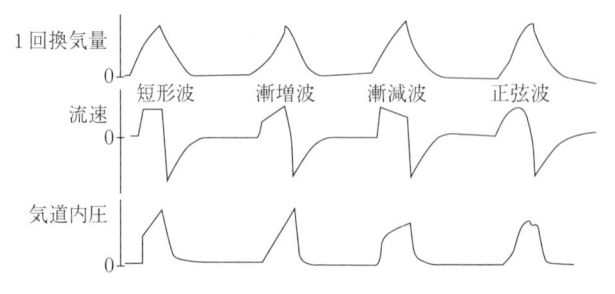

患者の換気能（気道抵抗や胸郭・肺胞のコンプライアンス）の影響によって流速波，圧力波が変わる

図5.2 VCVにおける吸気流速波形と気道内圧波形

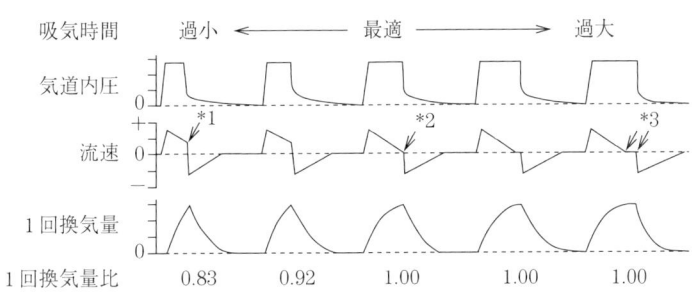

```
吸気時間    過小  ←――  最適  ――→  過大
気道内圧
流速
1回換気量
1回換気量比   0.83   0.92   1.00   1.00   1.00
```

*1 では吸気時終了点で流速は 0 にならない
*2 では吸気終了と同時に流速が 0 となり，速やかに呼気相に移行する
*3 では流速 0 が続いて吸気時間が長い

図 5.3 PCV における吸気時間と換気量

圧でしか挿入しない CMV のために，**図 5.3** のような患者の換気量と流速の関係が見られる。吸気時間が換気量に及ぼす影響をよく示している。

これらの例を見ると，VCV や PCV の CMV は必ずしもつねに生体に適合しているとはいえない。患者に優しく効率のよい換気を行おうとするには，高い気道内圧による肺胞の圧外傷，肺胞毛細血管が圧迫されて肺動・静脈圧上昇による心拍出量の低下，自発呼吸と強制換気との不整合などに十分配慮しなければならない。そこで，自発呼吸を考慮に入れ，補助呼吸機能を十分に採用し，全体として患者に優しく生体に合理的な換気を確保するために，さまざまな換気法が開発されている。これらの換気モードを**表 5.1** に示す。

表 5.1 人工呼吸器の種類

種類＼規定因子	量制御 (volume control)	圧制御 (pressure control)	量・圧制御 (V&P control)
強制換気（CMV）	従量規定換気（VCV）	従圧規定換気（PCV）	圧制御換気量調節（PRVC） 持続的陽圧換気（CPPV）
部分的補助換気 （PTV）	補助呼吸 同期型間欠的強制換気 （SIMV） 強制分時換気（EMMV）	補助呼吸（SIMV） 気道内持続陽圧（CPAP） 圧支持換気（PSV） 気道内圧開放換気（APRP） 二相性陽圧換気（BIPAP）	量支持換気（VSV）

自発呼吸に対処する方法の一つに自動流量調節（auto flow）機能付きの換気法がある。この機能は，人工呼吸器に設定された1回換気量（V_T, tidal volume）と直前の肺コンプライアンス（C_L, compliance of lung）に基づいて，吸気流量を自動的に調節する。C_L が変化すれば，これを感知して即応することができる。C_L は次式で求められる。

$$C_L = \frac{1回換気量（V_T）}{吸気終末休止時圧（EIP-P）-呼気終末陽圧（PEEP）} \tag{5.1}$$

通常，人工呼吸器を必要とする患者は，呼気終末も気道を陽圧に維持しないと，呼気相で肺胞が虚脱してつぎの吸気相で気道の開通ができない恐れがある。この圧を呼気終末陽圧

(positive end-expiratory pressure, PEEP) という。肺胞にとっては, 吸気終末休止時圧 (end inspiratory pause-pressure, EIP-P) は低く, PEEP も低値に設定されて換気量を増加することが望ましい。

自動流量調節機能は, 自然呼吸が発生した際に呼気・吸気の作用が相反するような気相にならないように, つねに C_L をモニタしつつ補助換気を行っている。このような Auto Flow の機能の換気模式パターンを図 5.4 に, 機器の例を図 5.5 に示す。また, この装置による

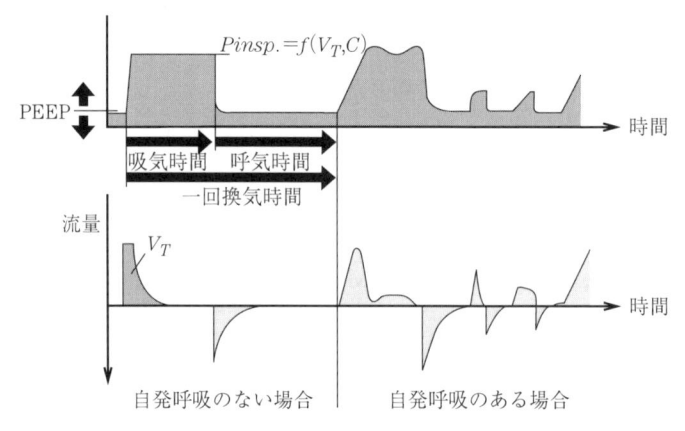

図 5.4 Auto Flow の機能の換気模式パターン
（ドレーゲル光電（株）カタログより）

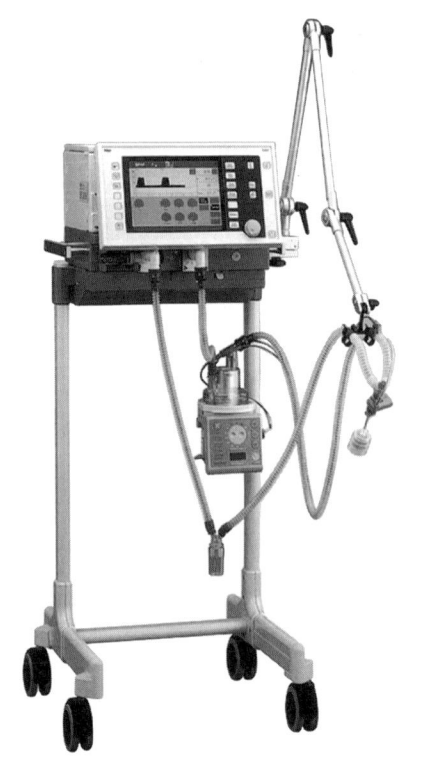

重さ：約 64 kg
大きさ：58×133×66 cm

図 5.5 挿管式人工呼吸器（ドレーゲル光電（株）カタログより）

VCV モードに Auto Flow を適用したときの換気パターンを**図 5.6** に示す．この図の調節呼吸モードでは流量が固定されているので，患者の呼吸時間，吸気流量，換気量に対してつねに最適な対応が得られるわけでなく，しばしば患者の呼吸努力に一致せず非同期状態に陥る．このときの患者の自発呼吸は，閉鎖している呼気弁に対して呼気を排出しようと無意味な努力をしている．Auto Flow に切り換わったとき，自発呼吸の初めの段階で C_L が自動的に測定されて吸気量が調節される．

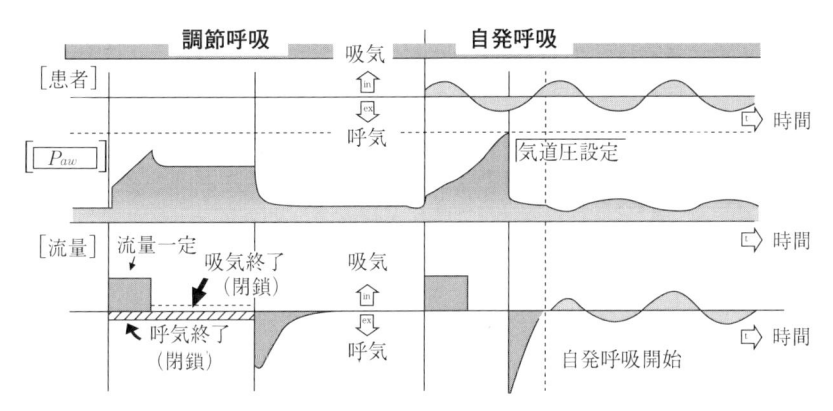

図 5.6 VCV モードに Auto Flow を適用したときの換気パターン（ドレーゲル光電（株）カタログより）

人工呼吸器は上手に換気することが目的であるから，患者の気道や肺胞を傷めずに効率よく肺胞での拡散を行わせることである．また，換気の結果が肺胞で必要なガス交換が行われたかをいつでも即時に知ることが重要である．そのためには，動脈血の酸素飽和度と応答速度の速い気道内圧および呼気路での CO_2 値を測定することである．酸素飽和度はパルスオキシメータを使用し，CO_2 測定はメインストリーム法によるカプノメータが利用される．一方，機器のガス供給路の酸素濃度は設定値が維持されているかをモニタすればよいので，応答速度は遅いが安価なガルバニ電池が多用されている．

人工呼吸器は，いままで述べてきたような経口/経鼻挿管チューブや気管切開チューブによる侵襲的な方法だけでなく，非侵襲的換気（non-invasive positive pressure, NIPPV）のマスクによる方法がある．この療法は，**図 5.7**（a）に示すように，鼻マスクを使用する陽圧人工呼吸である．鼻マスクを介して換気を行うため，会話や食事の制限も少なく，患者に優しい人工呼吸法といえる．マスク式人工呼吸器の装置例を図（b）に示す．小型・軽量で，しかも操作も容易なことから NIPPV は在宅療法に適しており，在宅での長期療法と療養生活の質を向上させてくれる．この装置は補助換気，強制換気，補助/強制換気の三つの換気モードを備えているが，使用に際して事前に医師の指導を受けるのは当然である．O_2 は鼻マスクのポートから投与するが，正確な吸入濃度設定はできないので，覚醒時は S_{pO_2} を 95〜98 % に，夜間睡眠中は 90 % 以上になるように調整して使用する．

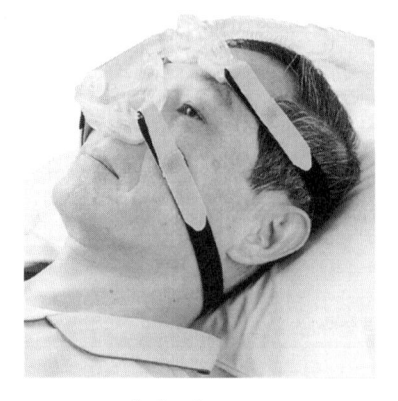

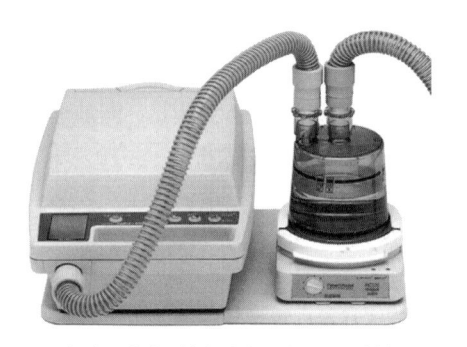

(a) 鼻マスク　　　　　　　　　(b) 本体（左）と加温加湿器（右）
大きさ：約14×24×35 cm　　重さ：約3.5 kg
図5.7　マスク式人工呼吸器（帝人（株）カタログより）

5.2　人工透析装置

5.2.1　腎機能の巧妙さ

血液の浄化作用を担う腎臓は，約110 gのそら豆に似た形状の臓器で左右に一つずつあり，腎小体（糸球体，糸球体のう）とそれに連なる1本の尿細管を最小機能単位として約100万個（一つの腎臓で）で構成されている（図5.8）。腎臓を通過する血液は1日約1 800 l にもなり，その血液から老廃物を除去し1日1.5〜2.0 l を尿として排出している。

腎臓は，腹部大動脈から腎動脈を通して血液を受け入れ，浄化作用の後に腎静脈から腹部大静脈に還流するという機構になっているので，末梢抵抗が特に低い臓器である。したが

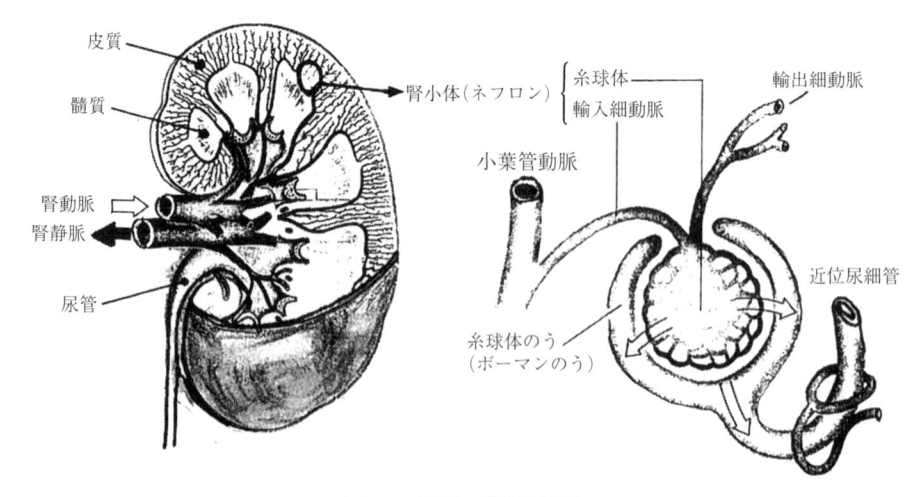

図5.8　腎臓の機能模型図

って，心拍出量（全血）の20〜25％に相当する血液が糸球体内を流れるが，血圧の変動を受けやすい臓器である。機能は糸球体における濾過作用と，尿管における再吸収および抗利尿ホルモンの分泌作用である。

腎臓には全血（約5 l/min とすると）の25％に相当する1.2 l/min の血液が糸球体内を流れる。糸球体は血球とタンパク質以外の成分，すなわち血漿を主体に濾過する。その量は100〜130 ml/min といわれ，尿細管に放出される。腎血漿流量に対する糸球体濾過量の比（透過率）は15〜25％である。この量は成人で1日約160 l にも及ぶ。

尿細管に放出された物質は，近位尿細管，遠位尿細管を通過するうちに，ブドウ糖，アミノ酸，尿素，水，電解質などの物質が必要な分だけ再吸収されて血液に戻る。通常，尿細管にいったん放出された物質のほとんどは再吸収されるが，このような生体の再吸収の仕組みはまことに不思議で，工学的なフィルタでは見られない現象である。再吸収という働きは生物の進化とともに追加された機能であるといわれるが，これを調節しているのがある種のホルモンである。例えば，下垂体後葉から分泌される抗利尿ホルモンは水分の摂取に比例して再吸収を制御し，副腎皮質ホルモンのアルドステロンは Na^+，K^+，H^+ などの電解質濃度を調節する。しかも，通常は尿細管を通過中に残った物質（生体に必要のない物質：過剰な水分および尿素，クレアチニン，尿酸などの老廃物）はほんの1〜2％（1日に1.5〜3.0 l）だけで，これが集合管に入り尿となって尿管に出ていく。

腎臓の働きは，表5.2のように排泄機能，内部環境の恒常性維持，内分泌機能，代謝機能など多岐にわたっている。慢性糸球体腎炎，糖尿病性腎症，腎硬化症などの腎機能障害が進行し，腎臓が荒廃して働いているネフロンの数が10％程度以下になると腎不全となり，細胞外液量や成分の調節が乱れ，むくみや脱水，電解質濃度の異常が出やすくなる。ネフロンが減少すると，血液の濾過量も減少し老廃物の除去ができなくなるため，クレアチニンや尿素などの"ごみ"が体内にたまり，エストロポエチンや活性型ビタミンDの製造能力が低下して貧血や骨の異常，高血圧となる。実際には，このような腎不全の状態になる前に，人工透析が必要になる。

表5.2　腎臓の機能

排泄機能	代謝老廃物（尿素，クレアチニン，尿酸など）の排泄
内部環境の恒常性維持	体液量の調節，体液浸透圧の調節，電解質平衡の維持，酸塩基平衡の調節
内分泌機能	エリスロポエチンの産生（赤血球形成促進），ビタミンDの活性化（カルシウム吸収），レニン産生（血圧調整），プロスタグランジン（平滑筋弛緩など一連の生理作用をする活性物質）の産生
代謝機能	ポリペプチドの代謝など

5.2.2 人工透析の原理と装置の構成

人工透析法には体外血液透析法と腹膜透析法の二つがある。血液透析法は1945年ころまでにオランダのW.Kolffが現在の装置の基礎を築いたといわれ，腹膜透析は1976年に欧米で開発されている。

〔1〕 体外式血液透析法 血液透析の原理は，特殊な膜に入れた血液透析液につけて，血液中の老廃物を透析液の中に析出し，血液を浄化するものである。現実には，図5.9に示すホローファイバ型透析器（ダイアライザ）が使用される。透析器は直径0.2〜0.3 mmのファイバを8 000〜20 000本束ね，ファイバの内側（透析膜厚は10〜40 μm）の中空に血液を流し，ファイバの外側に透析液を流す。血液を流す方向は，動脈側の流入口から静脈側の流出口である。一方，透析液は血流とは逆方向に流す。この対向流にする理由は，のちに記述する透析現象から理解できるように，血中からの除去対象物質の濃度が，透析液中の濃度よりつねに低く保たれるようにするためである。すなわち，濃度差が一様になるように，ファイバのどの位置でも浸透圧を一定にして透析効率を向上させている。

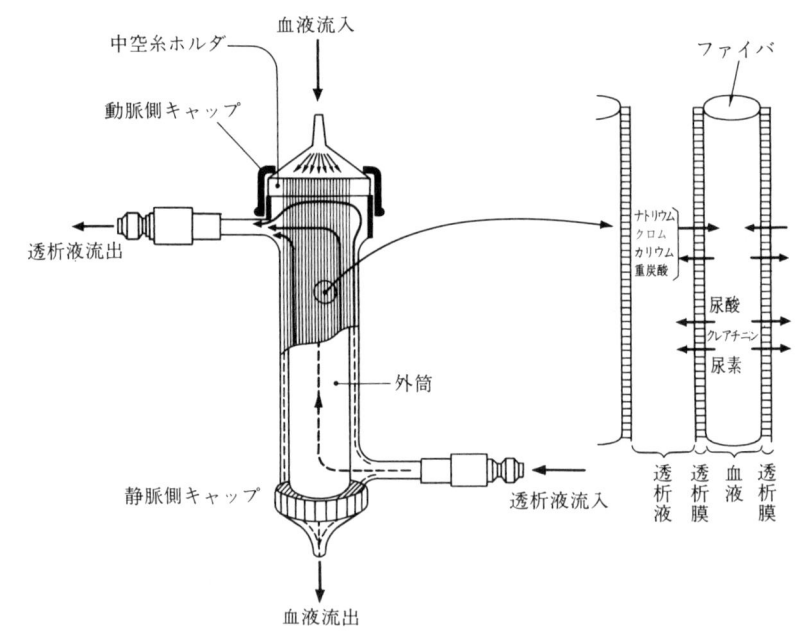

ファイバ直径0.2〜0.3 mm，透析膜の厚さ10〜40 μmで8 000〜20 000本のファイバ束にして使用

図5.9 ホローファイバ型透析器の構造

現在使用されているファイバの材料，すなわち透析膜の素材はセルロース系膜（再生セルロース，酢酸セルロースなど）が約8割，合成膜（ポリスルホン，ポリメチルメタクリレート，エチレンビニールアルコール，ポリアクリロニトリウル，ポリアミドなど）が約2割で

ある。患者の尿素分布容量（総体液量）に対する浄化度と透析時間の積の比で透析効果を評価するが，再生セルロース膜の透析効果がよいので最も多く使用されている。透析作用は図中に見られるように透析膜を介して血液と透析液の浸透圧（濃度差）によって物質が移動（拡散）する現象を利用している。したがって，透析液は血液から老廃物である尿素，クレアチニン，尿酸，水分などを析出し，造血ホルモンや活性型ビタミンDをつくる働きや血圧調節をしている薬物（ナトリウム，クロム，カリウム，重炭酸など）を血液に浸透させて濃度の調節を行っている。腎臓と血液透析で最も異なる点は，腎臓は休みなく働いているのに対して，血液透析は1週間に2～3回で合計8～15時間の一定間隔での治療だという点である。透析をしていない間は，体内の老廃物や水分，電解質濃度の変化が大きく，合併症発生につながりやすい。

〔2〕 **体外式血液透析装置の構成**　図5.10に血液透析装置の基本的な構成を示す。腕の撓骨動脈と撓側皮静脈のシャントした部位の動脈側から得られる血液は，血液ポンプを介してダイアライザに送り込まれ，ダイアライザで浄化されて静脈側に戻る。ダイアライザでは，透析液供給装置で供給されると透析液は膜を介して物質や水の交換を行う。透析液の使用量は分時当り500 ml程度で1回3時間として約150 lの透析液が必要である。このような大量の電解質液を使用する機器はほかにはない。大半の透析施設では，多人数用として複数台のダイアライザを使用するため，一度に多くの透析液を供給できる装置を共通で使用して集中管理している。

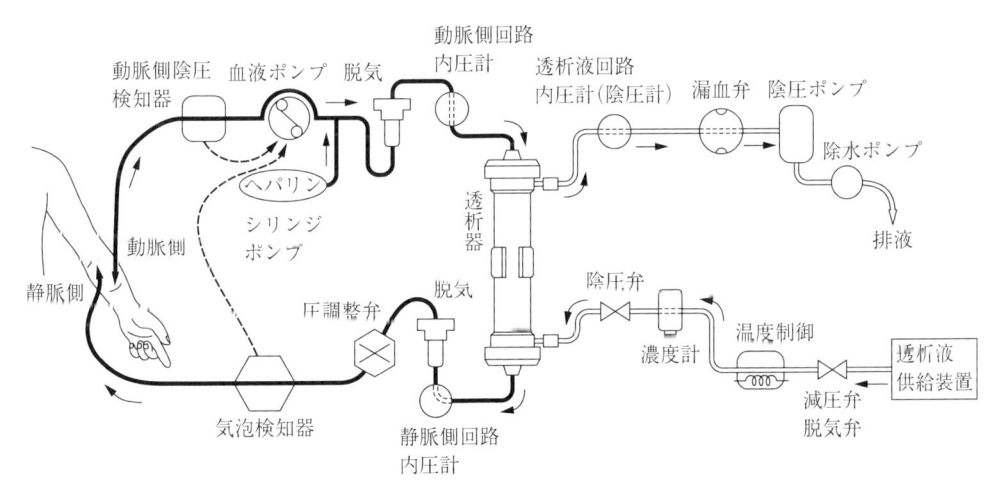

図5.10 血液透析装置の基本構成

動脈からの血流は血液ポンプで行うが，まず血流量不足の場合には，動脈側陰圧検知器で導出部の陰圧を即座に検出して警報を発すると同時に，血液ポンプを自動的に停止する機構になっている。異常な陰圧は血管の損傷や気泡混入の原因になるので，これを未然に防止す

る必要がある。動脈側回路内圧計および静脈側回路内圧計はダイアライザの入口部および出口部の圧を測定し，設定範囲内を逸脱した場合に警報を発する。内圧計はひずみゲージを使用した圧力測定法である。圧測定部には気泡消去機能も備わっている。静脈血流入側の直前には気泡検知器が接続されている。この検出器は，患者の体内へ誤って気泡が混入するのを防ぐ最後の砦であり，重要な役割を担っている。気泡を検出した場合には，警報音を発し表示灯を点灯すると同時に血液ポンプを停止し，静脈側血液回路を自動的に遮断する機構になっている。

気泡検出は，血液中の光の透過率を光電素子で検出する方式と超音波の伝播減衰を検出する方式をとるが，後者のほうが微細な気泡の検出が可能なので，超音波方式が一般的である。検出感度は，血流 200 ml/min で 1 ml 以上の空気の通過が作動基準となっているが，現在では微細な空気まで検出できるように，0.05 ml まで検出可能な機器が多くなっている。

透析液系の監視も透析には不可欠である。透析液供給装置から供給される透析液は陰圧ポンプでダイアライザに吸引される。透析液は，まず血液温度に見合う温度に制御されたのち，濃度計で電解質濃度を確認する。濃度は希釈された透析液中に入れた2本の電極間の電導度を計測して電流計で表示する。透析液は陰圧弁を介してダイアライザに供給されるが，ダイアライザ通過後に内圧計で陰圧を測定する。この陰圧は限外濾過圧として除水制御に関与している。また，漏血計で透析膜の破損による血液漏れと監視する。漏血計は発光源からの透過光量を光電素子で検出している。透析液は陰圧ポンプを通過後除水ポンプで排出される。通常除水量計測は行われているが，除水制御装置を備えて管理している装置が多い。

〔3〕**腹膜透析法と装置例**　血液透析は，通院して医師や技士の管理のもとに，時間的な制約を受けながら行われる治療法である。それに対して，腹膜透析は持続携行式であるから，時間や場所の制限がなく，腹膜をそのまま透析膜として利用する方法である。図5.11に示すように，腹腔にあらかじめ植え込んでおいた直径5mmほどのシリコーン製カテーテルを通して，密封されているビニールバック内の透析液を注入する。空になったバックは取り外さずにカテーテルに接続したまま小さく折り畳み，下着の中に納めて健康人と同じように生活する。その間に，毛細血管の血液成分が内皮細胞や平滑筋などの血管壁を通過し，腹腔までの腹膜を介して透析液と成分交換して，除水や老廃物の排出を行う。

血液透析と比較すれば，シャントがカテーテル，ダイアライザが腹膜，血液ポンプが心臓，血流量が腹膜の血流量，限外濾過圧が腹膜毛細管圧と考えることができる。除水は透析液のブドウ糖濃度と血糖との間の浸透圧差によって行われる。透析液を注入してから数時間後に空バックを取り出し，腹部より下部に下げて，腹腔にたまっていた透析液をこの中に俳液する。古い透析液バックを外して新しいバックに交換し，再び新しい透析液を腹腔に注入

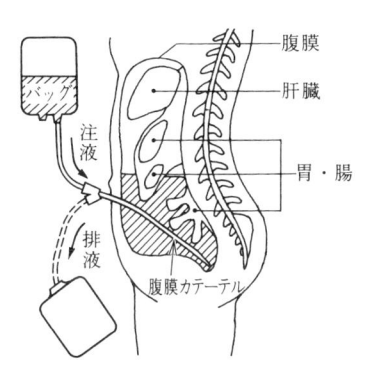

図 5.11 連続携行式腹膜透析法（CAPD）の原理図

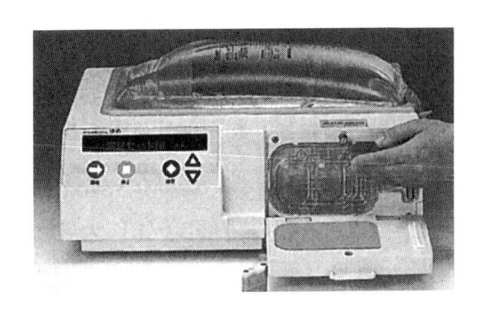

図 5.12 CAPD の装置（バックスター製）
カセット回路方式の注・排液システムの腹腔膜透析装置で処方設定をするだけで簡単に操作できる。夜間就寝中に自動的に透析を行う

する。この交換を毎日 3～4 回繰り返すことになる。

このような操作を自動的に行える装置もある。これは透析液を体内に送り込んだり，取り出したりする際に空気圧を利用する方式なので，図 5.11 のような高低差を利用する透析液の交換方式と異なり，高低差のない布団に寝ていても使用できる。また，注液と排液，液量の測定などはマイクロコンピュータを使った電気回路が中枢機能を担うので，取扱いが容易なカセット式になっている（図 5.12）。本体はビデオデッキほどの大きさと約 12 kg の重量なので，持ち運びに便利で在宅療法に適しているといえる。

5.3 高気圧酸素治療

5.3.1 高気圧酸素と血液酸素含有量

血液中では，大部分の酸素は Hb と結合して，いわゆる結合酸素として存在しているから，低酸素症は一般的には結合酸素が不足した状態である。したがって，大気圧（1 気圧）で行われる通常の酸素療法は化学的結合酸素の増量，すなわち HbO_2 の増加が主な目標である。しかし，3.1 節で述べたように，Hb の結合量は限界である。

そこで，高気圧酸素療法は，大気圧より高い気圧環境での酸素吸入によって動脈血の物理的溶解酸素（動脈血酸素分圧）を異常に上昇させて，血液から組織への拡散を促進し，組織に発生した低酸素症を迅速確実に改善する特殊な酸素療法である。

高気圧酸素療法は，具体的には急性一酸化炭素中毒，各部位の動脈閉塞，細かい泡状気体が細血管に詰まって血流を阻止する空気塞栓，気泡が発生する減圧症などが対象である。例えば，一酸化炭素（CO）中毒は CO が Hb と結合して COHb となり，この COHb は O_2 とは結合しない。このため，酸素運搬に関与する Hb が不足するので貧血性低酸素症のように

見られるが，COによりHbの総量が減少したわけではない。HbのCOに対する親和性はO_2に対するより210倍と強く，いったん結合したCOHbはCOを分離しにくい。さらに，生体にとり不都合なことは，COHbが存在しているときはCOと結合していない残りのHbもO_2の放出がしにくくなる。この点でCO中毒は単なる貧血性低酸素症と異なり，重症な低酸素症といえる。循環血液中のHbの70〜80％がCOHbになると死に至る。

CO中毒の治療は，ただちに吸気中のCOを除去して人工呼吸器によって肺換気を促進させるが，この際には，空気より純酸素がCOHbからCOを解離させるのに有効である。低酸素症は一般的にHbO_2が不足している状態であるから，通常の酸素療法はHbO_2量の増大を目標にしている。しかし，前述のようにその量には限界がある。これに対して高気圧酸素療法は，高い気圧環境下での高濃度の酸素吸入の継続によって，血液の水分に溶解する酸素（物理的溶解酸素）の増量を目標とする酸素療法である。血液の約55％を占める血漿は大部分が水分である。溶解酸素はこの水分を加圧して酸素を溶解することである。溶解量は温度一定の条件で気体の圧力に比例（Henryの法則）するから，肺胞気圧を上昇させれば血中酸素濃度（分圧）はHbの量に関係なく増大する。この点が高濃度の酸素吸入による低酸素療症の治療と異なる点である。

このように血液の溶解酸素は肺胞気酸素分圧に比例するから，例えば大気圧の3倍（3絶対気圧）の環境で100％の酸素吸入を行った場合の肺胞気酸素分圧は

$$\text{肺胞気分圧} = 760 \text{ mmHg} \times 3 \text{（絶対気圧）} - (P_{H_2O} + P_{CO_2}) \tag{5.2}$$

となる。P_{H_2O}は温度には影響されるが環境気圧の影響は受けない。P_{CO_2}は代謝の影響は受けるが環境圧には無関係である。したがって両者とも大気圧環境の場合と変わらないから，体温37℃の飽和水蒸気分圧P_{H_2O}：47 mmHg，P_{CO_2}：40 mmHgによって3気圧純酸素吸入時の肺胞気酸素分圧は$760 \times 3 - (47 + 40) = 2\,193$ mmHgとなり，肺胞気から肺毛細血管への拡散が正常であれば，動脈血の酸素分圧は次第にこの値に接近する。これに対して1気圧の場合は式(5.2)から673 mmHgとなる。

一方，37℃の血液は，O_2分圧が1 mmHg上昇するごとに血液1 dl当り0.003 1 mlのO_2が溶解する。これを0.003 1 vol％/mmHgと表現する。したがって溶解酸素量は

$$\text{溶解酸素量} = \text{肺胞酸素分圧} \times 0.003\,1 \text{ vol\%/mmHg} \tag{5.3}$$

であるから，3気圧と1気圧下では6.798 vol％および2.086 vol％となる。もともと血液のO_2含有率を規定する要素はHbのO_2容量，血液Hb量，O_2飽和度，O_2溶解量，O_2分圧であるから，血液の全O_2含有量は次式で表せる。

$$\text{血液の全}O_2\text{含有量} = \text{結合}O_2\text{量}[Hb\text{の}O_2\text{容量}\times\text{血液}Hb\text{量}\times O_2\text{飽和度}]$$
$$+ \text{溶解}O_2\text{量}[\text{血液}O_2\text{溶解度}\times O_2\text{分圧}] \tag{5.4}$$

血液中のHb量は15 g/dl，1 gのHb飽和O_2量は1.34 ml（1 molのHbが4 molのO_2と

結合することから）になるので，純酸素吸入による O_2 飽和度 100 ％ での 3 気圧と 1 気圧の全 O_2 含有量は式 (5.4) より，おのおの約 26.90 vol ％，22.18 ％ となる。静脈での全 O_2 含有量は，通常 O_2 飽和度が 65 ％，P_{O_2} が 40 mmHg であるから式 (5.4) より約 13.20 ％ となる。一方，通常の大気圧での肺胞換気では P_{O_2} が約 100 mmHg，動脈血 O_2 飽和度 97 ％ であるから，式 (5.4) の全 O_2 含有量は 19.80 である。

そこで動・静脈血の全 O_2 含有量の差は 3 気圧で 13.70 vol ％，1 気圧で 8.98 vol ％ となる。通常の大気圧での肺胞換気とこれらの純酸素での換気量をまとめると**表 5.3** となる。この表の意味していることは，O_2 摂取量が通常換気に対して 1 気圧純酸素換気で 36 ％ しか増えないのに対し，3 気圧の場合は 2.08 倍も増加することである。その要因は Hb の O_2 結合でなくて，図 5.13 に示すように，血液中に溶解する酸素量によることである。

表 5.3　加圧による血液中の全 O_2 含有量　　〔単位：vol/％〕

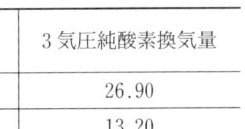

	1 気圧大気換気量 （通常換気）	1 気圧純酸素換気量	3 気圧純酸素換気量
動脈血 O_2 含有量	19.80	22.18	26.90
静脈血 O_2 含有量	13.20	13.20	13.20
動・静脈血 O_2 含有量差	6.60	8.98	13.70

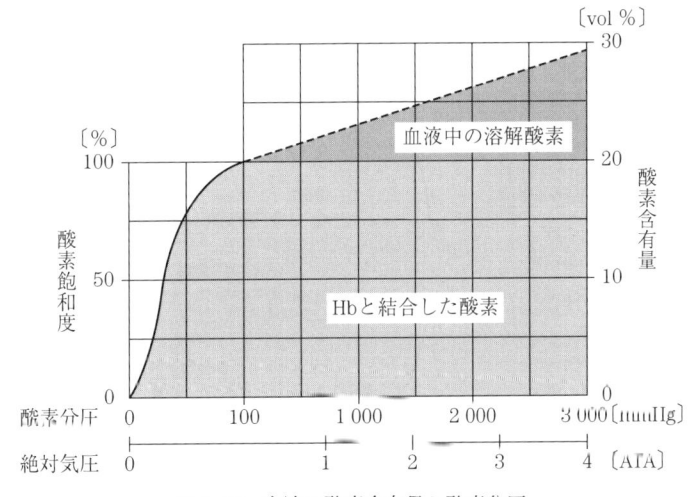

図 5.13　血液の酸素含有量と酸素分圧

5.3.2　高気圧酸素治療装置

高気圧酸素治療装置は，日本高気圧環境医学会が規定している小型・1 人用装置（第 1 種装置）と大型・多人数用装置（第 2 種装置）がある。第 1 種装置は構造が簡単で操作も容易であるなどの多くの利点があるが，内部が狭く他の医療機器の使用が困難，治療中の患者状況急変に対する即座の処置がとれないなどの不利な点がある。第 2 種装置は多数の患者を同

時に収容する装置で，患者だけに高圧酸素を投与するような構造になっている。

〔1〕 **1人用装置（第1種装置）**　この装置は本体の内容積が $2\,m^3$ 以下の円筒形または楕円筒形で，一端を操作が簡単・容易な患者入出用開閉扉で構成されている。基本機能は送気系，排気系，換気系から成る。送気系は高圧酸素または圧縮空気を加圧圧力源とするが，高圧酸素源には気体酸素と液体酸素のいずれかを使用する。圧縮空気による加圧の場合は，装置内患者への酸素吸入のために別に吸入用酸素を供給する系を設けなければならない。

排気系は，加圧状態から大気圧まで減圧するため，減圧速度を任意に調節できる通常の排気系と不測事態時の緊急減圧系がある。換気系は，患者の呼気による CO_2 ガス蓄積防止，温・湿度の調節のために使用する。

このほか，容器内の圧力計，加圧に対する安全弁，患者監視用窓などの備えが必要である。患者に対しては通話や通信系，心電図・脳波測定用の専用貫通端子が必要である。

〔2〕 **多人数用装置（第2種装置）**　この装置は，複数の患者を同時に収容するだけでなく，医師やほかの医療スタッフも収容して集中治療が行えるようにした装置である。加圧には絶対に酸素を使用してはならず，必ず圧縮空気を送入する方法で加圧し，患者にはフェ

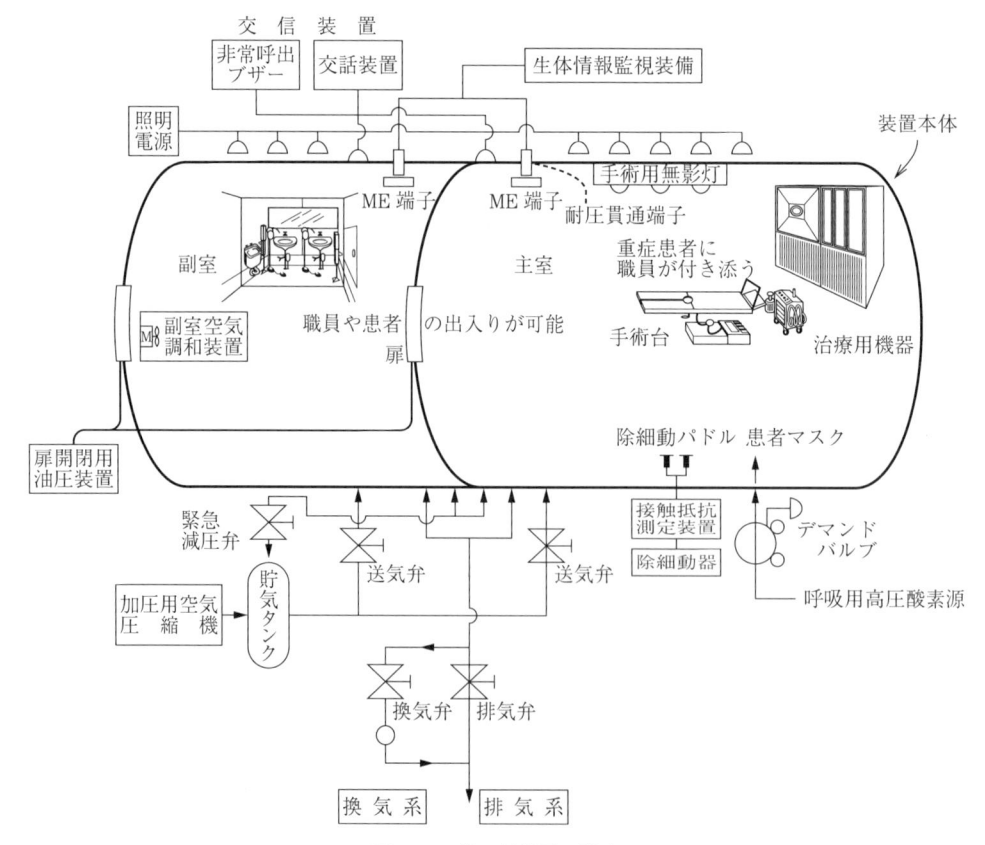

図5.14　第2種装置の構成

イスマスク，酸素テントあるいはベンチレータなどで酸素を供与する。装置本体は，図 5.14 に見るように，主室と副室で構成されて，内部環境調節設備や治療器・監視装置などを含めて高圧治療棟といわれるほどに大規模になる。装置全体は巨大な耐圧鋼鉄製円筒で，内部の照明は耐圧ガラス窓を通じて外部から行われる。主室内部は手術室として使用できるよう各種の設備が整えられている。麻酔器や手術台なども高圧環境で使用するための特殊な配慮をしている。副室も主室と同様に空気で加圧されており，医療スタッフや患者の出入りが可能な構造になっている。

装置の管理・運用は治療面ばかりでなく安全性の点からも大きな配慮が必要である。例えば，除細動器はパドルのみ主室内にあり，本体は外部に置いて専用端子で接続されているとか，心電・血圧・脳波などの生体情報採取は電極などのみが主室で扱われ，専用接続端子を通して外部にある本体の監視装置に接続される。

5.3.3 治療の対象症例

高気圧酸素治療は，急性および慢性，あるいは全身的ならびに局所的のあらゆる低酸素症を適応としている。その効果の機序により三つに分類されている。

その1は，異常高酸素分圧の動脈血からの拡散促進による酸素の供給がよい効果をもたらす症例で，多数の適応が含まれる。急性の全身的低酸素症としては，急性一酸化炭素中毒，出血性ショック，窒息，溺水など，急性局所的低酸素症としては，脳血栓，脳梗塞などによる急性脳浮腫，心筋梗塞などがある。

その2は，拡散の促進による酸素の供給効果と，上昇した環境気圧の物理的効果の両者の相乗効果に基づく適応である。脳空気塞栓，重症肺空気塞栓，麻痺性イレウスおよび減圧症などがある。

その3は，過剰な酸素が生体に及ぼす毒性を逆用する適応で，ガス壊疽，嫌気性菌感染症，悪性腫瘍などがある。

5.3.4 合併症発生の危惧

高気圧の特殊環境下では酸素中毒，窒素酩酊，減圧症，気圧外傷など危険な合併症を危惧しなければならない。

酸素中毒は，100% O_2 を高圧で吸入すると中毒が開始される。もともと好気性生物の生命体である人体にとって，O_2 は必要なだけでなく，有毒な場合もある。実際に，高濃度 O_2 は細菌，細胞，動物に有害作用を呈する。この毒作用は，いわゆる活性酸素である過酸化陰イオン（O_2^-，スーパオキサイドラジカル）および過酸化水素（H_2O_2）の生成によるといわれる。80〜100% の O_2 含有ガスを8時間またはそれ以上続けて吸入すると，気道が刺激

されて，胸骨下の苦悶感，鼻粘膜充血，咽喉痛，咳が引き起こされる。24～48時間の暴露では肺の障害も引き起こされる。100％高圧O_2では中毒が促進されて，気管・気管支が刺激されるだけでなく，筋の単収縮，耳鳴り，めまい，痙攣，はては昏睡に陥る。さらに，重要なことは，CO_2分圧が低下して呼吸中枢が働かなり，呼吸困難に陥ることである。このような酸素中毒を避けるためには，症状に最適な加圧力と加圧時間の設定と管理が重要になる。

窒素酩酊は，一般には，潜水者が高気圧下での酸素中毒をさけるために呼気中O_2濃度を20％以下に低下させてN_2濃度を高めるが，これを吸引することで結果的には体内のN_2分圧が上昇して窒素麻酔状態になることをいう。この状態はアルコール中毒症状に似ていることから窒素酩酊といっている。80％N_2の高気圧下では酩酊までには至らなくとも，多幸症や軽度の運動障害が生じる恐れがないとはいえない。第2種装置においては，圧縮空気が主体であるから医療スタッフへの十分な配慮も必要である。

通常空気を吸って潜水していた潜水者が上昇して1気圧の海面に出ると，加圧されていた肺胞気のN_2分圧は低下して，もとに戻る。組織に溶けていたN_2は血中に入り，肺に運ばれて肺胞中に放出される。もし減圧を急速に行うと溶けていたN_2が組織や血液中で泡となって発生する。これが減圧症である。泡が発生したことにより，激しい疼痛，異常感覚やかゆみなどの神経症状を起こす。より重症になると泡が脳血管を閉塞して神経麻痺を，泡が肺毛細血管をふさげば呼吸困難を引き起こす。減圧を徐々に行えば格別の障害は発生しないから，減圧症の患者はもう一度高圧環境下に戻して気泡を縮小し，徐々に減圧することで治療することになる。このことは，高気圧環境を通常の1気圧に戻す際の減圧速度が非常に大事であることを意味している。高気圧治療装置内に滞在する人々は，減圧の方法次第で減圧症になる可能性が十分にあるということである。

気圧外傷は気圧の変動によって生体に障害を発生する現象で，聴器障害，副鼻腔障害，肺の損傷などが対象になる。聴器障害は耳管の狭窄または閉塞によって装置内圧と中耳腔圧に差圧が生じて発生する。副鼻腔障害は副鼻腔洞口の狭窄または閉塞によって装置内圧と副鼻腔圧に圧差を生じて発生する。また，肺の損傷は，気道に逆止弁が存在するとか息こらえや呼吸停止などによって，気道・肺胞系内圧が装置内圧より高くなった場合にこれらの部位に機械的破綻によって発生する。このような気圧外傷は，事前の検査や既往症の調査などで治療を中止するなどの予防がとられる。

5.3.5 安全性の確保

高気圧環境下の酸素使用による酸素分圧の上昇は火災発生の原因になり，患者を重大な危険に陥れる可能性を内在している。いままで何度か重大な火災事故を経験している。その都度，さまざまな改善努力が重ねられている。火災ばかりでなく，特殊環境下での合併症の発

生の対策にも十分に配慮しなければならない。

　日本高気圧環境医学会は1969年より「高気圧酸素治療の安全基準」を制定し，10度にわたって改定を行い2001年度の最終改正としている。ここでは，第1, 2種装置に関して，構造，製造，設置，使用，管理，治療指針などの細部にわたって明文化している。具体例を挙げると，装置の構成・性能は当然のことながら，火災に対しては消火設備の設置基準が設けられている。同一平面内家屋では，25 m以内に少なくとも1個の屋内消火栓を設置することか，耐火構造では耐火区画内の6 m²ごとに一つのスプリンクラ装置を設置することを義務づけている。また，治療面での安全基準として，加圧・減圧の速度および治療時圧・治療時間などを**表5.4**に示すごとく規定している。さらに，減圧症や空気塞栓症を対象にした再圧治療の条件として，常用治療圧力を最大0.18 MPaとし，治療時間と段階的な圧力値の組合せを細かく規定している（**図5.15**）。

表5.4　高気圧酸素治療の治療条件（「高気圧酸素治療の安全基準」2001年より）

	第一種装置	第二種装置
加圧速度	0.08 MPa/分以下	0.08 MPa/分以下
減圧速度	0.08 MPa/分以下	0.08 MPa/分以下
CO_2の抑制	0.5 kPaを超えないこと	0.5 kPaを超えないこと
常用治療圧力	0.1 MPaとする	0.1 MPaとする
	患者の加圧治療にはO_2を使用すること	患者の加圧治療にはO_2を使用すること
治療時間	60分とする	60分とする*

＊　装置内のすべての部位で，O_2濃度は24％以下，P_{O_2}は80 kPa以下とする。

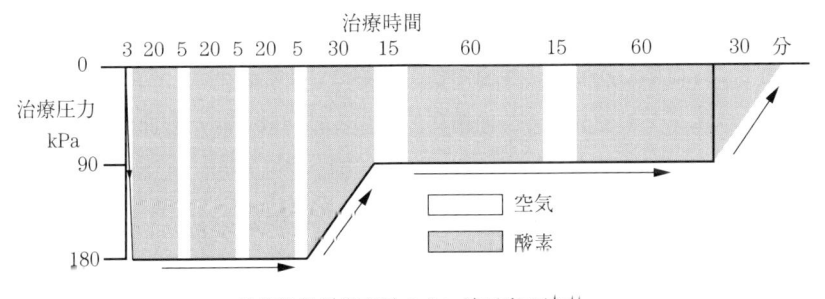

図5.15　第2種装置による再圧治療法（「高気圧酸素治療の安全基準」2001年より）

　治療の施行に際しては，管理医と専任の臨床工学技士や専任職員によるシステム運用のチームを編成し，運用責任者の任命，チームのスタッフの任務を規定している。さらに患者らへの細部にわたる注意事項など，安全確保のための基準は広範に定めている。

5.4 人工心肺装置

開心術を目的とした人工心肺装置の研究は，米国の若き外科医 JH.Jr. Gibbon により 1930 年代の初頭に開始された。第 2 次世界大戦のため体外循環の研究は中止されたが，戦争終結とともにフィルム型人工肺とローラポンプの組合せによる完全な心肺機能の代行を目的とした人工心肺装置の開発研究を行い，幾多の動物実験を積み重ねて，1953 年に心房中隔欠損の閉鎖の手術に世界で初めて成功した。このころ世界各地で人工心肺装置に関する研究が盛んに行われるようになり，回転円板型人工肺や気泡型人工肺などの開発・実験が進められていた。Mayo Clnic では 1955 年 Gibbon 型人工心肺装置で 8 例の開心術を行い，これが現在の人工心肺装置を用いた開心術の発展の基礎を築くことになったといわれている。

5.4.1 装置の構成

人工呼吸器が肺胞での拡散という O_2 と CO_2 の交換機能を補助している代表的な機器ならば，心臓手術の際に使用される人工心肺装置は，直接的に目に見える形で血液に O_2 を供給して血液循環によるエネルギー代謝を促進している機器である。直視下で心臓の病変に対して行う場合には心臓の働きを停止して心臓を開切するので，心臓のポンプ作用はなくなり，それに伴う肺および全身臓器・組織への送血が止まることになる。この事態を解決するために，代行機能装置として体外循環装置すなわち人工心肺装置が使用される。

人工心肺装置の基本的な構成例を図 5.16 に示す。おもに右心房系の上行大静脈，下行大静脈から脱血して貯血槽に回収し，手術中に出血があった場合とか，左心室や大動脈部の残血があればローラポンプで回収して貯血槽に注入する。回収された貯血槽の静脈血は送血ポンプ（主としてローラポンプが使用される）で人工肺に送られる。人工肺では O_2 と CO_2 のガス交換（拡散に相当する）が行われ，O_2 分圧の高い動脈血となって上行大動脈に送血される。このように心機能が停止しても体外循環の人工心肺装置がそれを代行する。この装置の主たる構成は血液ポンプ，人工肺，動脈フィルタである。

5.4.2 血液ポンプ

代表的な血液ポンプとしてローラポンプと遠心ポンプの 2 種類がある（図 5.17）。ローラポンプ（図 (a)）は，ローラが肉厚のラテックス，タイゴンなどのチューブ（弾性管）をしごいて送血するポンプで，モータによって駆動される。図示のように複ローラ型が一般的である。ローラポンプは弁機構なしに血液を一定方向に流す無拍動型のポンプであり，構造が簡単で操作が容易，滅菌が容易で血液成分の損傷が比較的少ないなどの特徴がある。

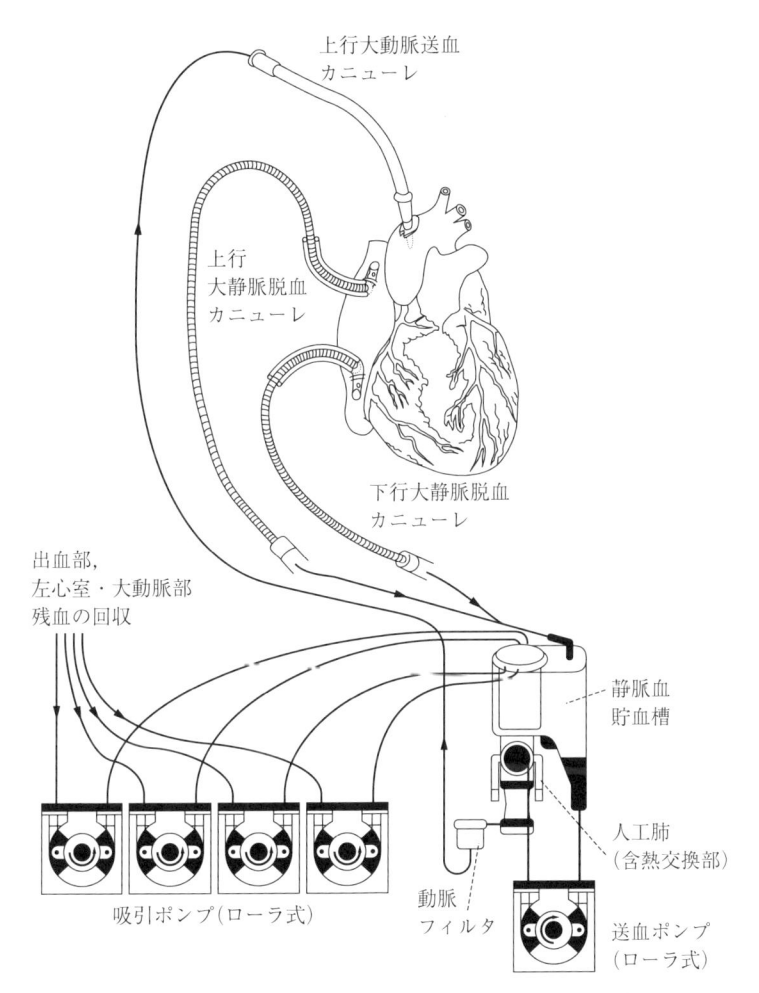

血液回収操作をローラポンプで行う一般的な定常流体外循環方式である。具体的な装置は，人工肺部に熱交換機能を付加し，ヘモグロビン値の維持・電解液や水分バランスの調整を行う限界濾過回路部を付加するなど，もっと複雑な構成となる

図5.16 人工心肺装置の基本構成

また，血液駆出量が弾性管の内径と回転数で決まるので，流量の校正や変更が容易であることも利点である。ただし，弾性管の圧閉度が適切でないと血液損傷の原因になる。

遠心ポンプ（図（b））は，ポンプの上部から流入した血液が回転する円錐形のコーンと接触することにより粘性を介して遠心力が与えられ，コーン底部より排出される構造である。コーンの回転は，コーンに装着された磁石が，間接的にモータに直結された磁石と磁気結合して行われる。このポンプは耐久性に優れ，血液損傷が少なく，簡単に拍動流に切り替えることができるなどの特徴がある。しかし，送血ポンプとしては有用であるが，吸引ポンプとして使用できないので，このポンプのみで開心術はできない。

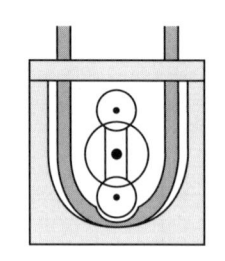

弾性管の圧縮の程度（圧閉度）によって不完全圧閉，適性圧閉，完全圧閉の状態になる

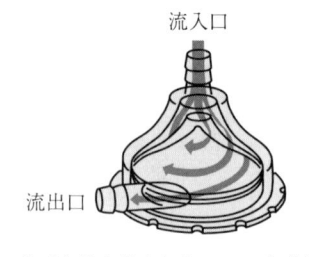

磁石を埋め込まれたコーンを磁気モータで回転させる。送血はできるが吸引はできない

（a）ローラポンプ　　　　　　　　　　（b）コーン型遠心ポンプ

図5.17　送血ポンプ

5.4.3　人工肺

人工肺でのガス交換方式に気泡型と膜型があるが，膜型方式が主流になっている。膜型にはさらに，積層型，コイル型，中空糸型の三つがあり，ほとんどの人工肺は中空糸型が採用されており，積層型はわずかである。積層型と中空糸型を**図5.18**に示す。図（a）にガス交換を理解するための積層型人工肺の模型図を示す。ガス透過膜の両側の壁面ガス相圧（P_g）と血液相圧（P_w）の差圧によって，ガス透過量（N：単位時間当りのガス流）は次式で決まる。

$$N = \phi(P_g - P_w) \tag{5.5}$$

ここに，ϕ：拡散ガスの膜透過率，P_g：膜外ガス相の拡散分圧，P_w：血液相のガス拡散分圧，である。

一方，血液相内で相の中心部圧 P と膜面圧 P_w の差圧によって，中心から膜面への拡散 N' はつぎのようになる。

$$N' = \frac{D(P_w - P)}{h} \tag{5.6}$$

なお，D：血液中の圧差による拡散係数，h：血液相中心から膜面までの距離，である。
ここで，N と N' が等しいと仮定すると，式(5.5)，(5.6)より

$$N = K(P_g - P) \tag{5.7}$$

となる。ただし，K は交換係数で $1/(1/\phi + h/D)$ である。

この式の意味するところは，膜間の中心圧 P と膜内面圧 P_w が等しければ，ガス交換は一義的に式(5.5)で決まるが，両者に差圧があると，ガスは初めに透過膜を拡散し，つぎに血液相膜面より中心部に拡散するという2段階を経なければならないことである。したがって，ガスの拡散量は少なくなる。

一般に血液は粘性流体であるから，血液相が厚くて（h が大きい）流速が遅い場合には層

(a) 積層型

(b) 中空糸型(外部灌流方式)

(c) ヘパリン固定層と2層膜で構成する長時間使用を目標とした中空糸型

図 5.18 膜型人工肺の基本構造

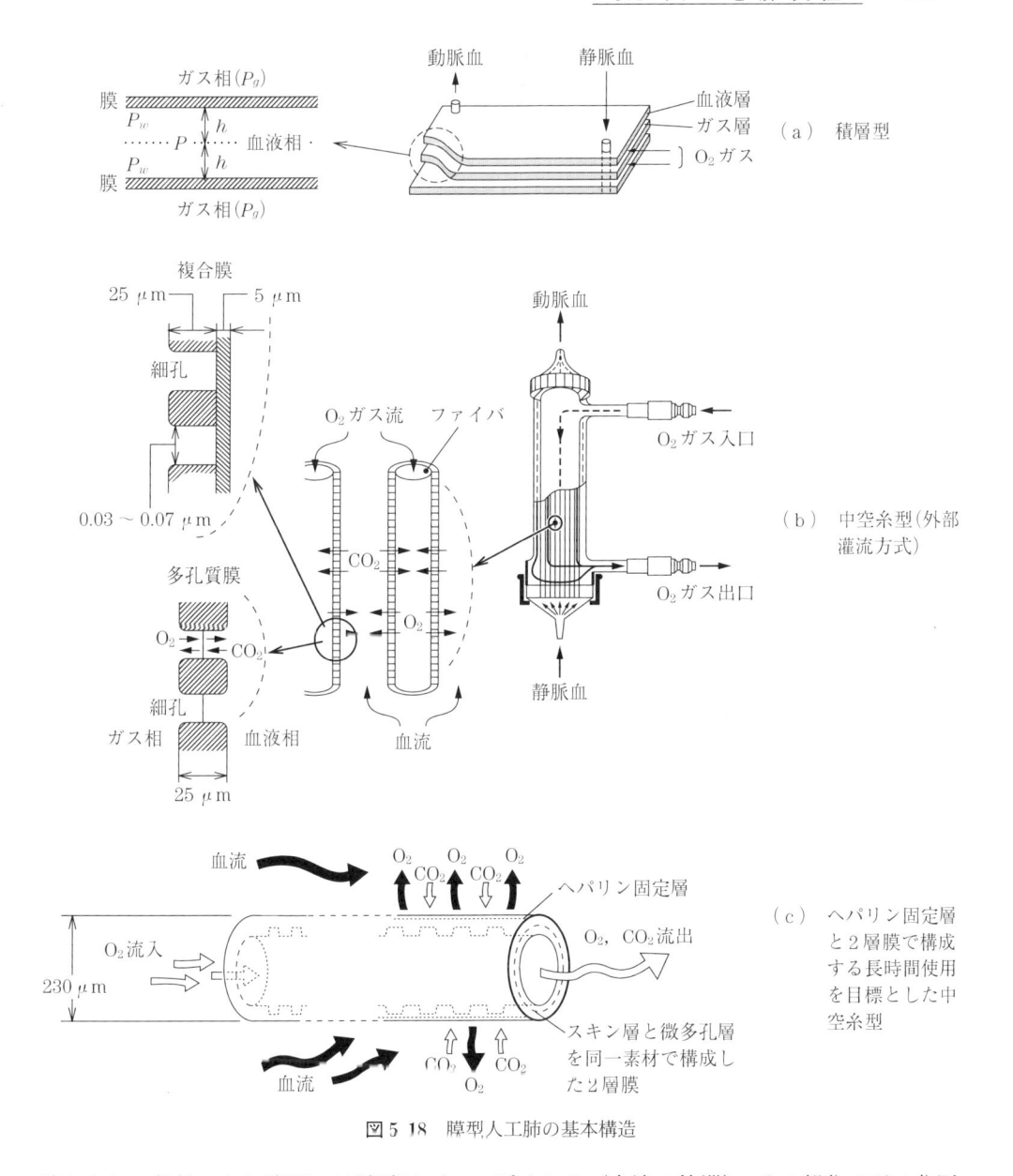

流となり，粘性により膜面では流速はゼロに近くなり（血流の停滞），その部分でガス分圧 (P_w) は大きくなる。その際は当然 ($P_g - P_w$) が小さくなって式 (5.5) の透過量 (N) は減少する。

1.1.1 項で述べたように，血管が細くなると乱流になりやすく，毛細血管では赤血球が変形しながら血漿によって管壁をスリップするような流れ方をする。このような状態ではガス交換の効率がよく，栄養素などの物質の供給も容易になる。人工肺においても，このような条件が満たされれば理想的となる。現実的には，血液相を薄くし，流れを脈流とか拍動流に

して膜面での流速を大きくすることである。現在，最も多用されている中空糸型人工肺においてもこの考え方は適応される。

図5.18（b）に中空糸型人工肺の基本的な構造を示す。図に見られるように人工透析装置の透析器（ダイアライザ）の形状に非常によく類似しており，透析器のファイバに相当するガス交換部にポリプロピレン（CH_2-CH-CH_3の高分子化合物）の中空糸を使用する。内径が200～300 μmのファイバを10 000～20 000本束ね，内径中（中空糸内）に血液を流す方法（内部灌流）とO_2ガスを流す方法（外部灌流，中空糸外に血液を流す）があるが，図示のように外部灌流法が現在は主流である。

ファイバを構成する膜は厚さが100 μm以下の均一な均質膜（シリコン），0.03～0.07 μmの細孔を多数有する厚さ25 μm程のポリプロピレンの多孔質膜，さらに多孔質膜の片面に厚さ5 μmほどのフッ素樹脂をコーティングした複合膜の3種類があるが，多孔質膜か複合膜がよく使われる（図5.18（b））。中でも，多孔質膜はガス透過性に優れ，強度も十分に保持できるので，現在の膜型肺の主流になっている。

多孔質膜のガス交換機構は，細孔を通して血液とガスが直接接触するため本質的には膜型肺でないともいえるが，この細孔には分子レベルの薄いタンパクの膜が形成され，その膜を通してガス交換が行われるので，生理的な肺のガス交換に近い機構といえる。

人工肺装置の多くが，多孔質膜を使用した中空糸型の方式を採用しているが，これらのガス交換膜面積は大略2.0～3.0 m^2である。健常な成人肺の正常呼吸時の肺胞の総面積は30～50 m^2であるから，人工肺は成人の約20分の1程度と評価できる。一方，肺胞内P_{O_2}は約100 mmHg，人工肺では100 % O_2とすれば，表5.3の動静脈血O_2含有量差から人工肺のガス交換能力は成人との比較では次式のようになる。

$$\frac{\text{ガス交換膜面積}2.0\sim3.0\,m^2}{\text{成人肺胞面積}30\sim50\,m^2} \times \frac{8.98\,\text{vol/\%}}{6.60\,\text{vol/\%}} \fallingdotseq 0.09\sim0.08 \tag{5.8}$$

すなわち，人工肺は成人肺の10分の1の能力しかないといえる。ただし，ひとの肺機能はかなり冗長度が大きく，安静時の換気量は約6 l/分であるが，激しい運動をしているときは150 l/分にもなるし，病気のため肺の一部を切除して500 ml/分になっても激しく動かなければ生きていける。したがって，人工肺を使用するような場合の式（5.8）は，正常呼吸時の12倍（6 l/500 ml）で0.96～1.08となる。ガス交換能力が低下してもそれに対応した生活ができる。人工肺の場合には肺胞のように効率のよいガス交換はできないから，式（5.8）が0.96～1.08になったとしても安静と低体温によるO_2消費の抑制が必要となる。

体外循環を実施するには，人工肺，血液貯留槽，熱交換器などを含めた回路内に，血液を希釈して充塡する方法が一般的である。血液希釈は循環血液の節約，血液粘性を低下させることによる末梢血管への循環の保持に有効であるが，ヘモグロビン濃度が減少するので必要

な酸素消費量の供給に対応できるかが問題になる。常温体外循環における血液希釈には，おのずと限界がある。臨床的には，低体温法が併用されて酸素消費量を抑制したとして，血液の希釈はヘモグロビン濃度 7 g/dl （通常の 2 分の 1），ヘマトクリット値 20 %を一応の限界としている。このような状態であれば，前述の中空糸型人工肺の能力で対応できる。

最近では，短期的な代行装置ではなく，長時間使用を目標とした人工肺の開発が進められている。通常血液は人工物に触れると固まりやすい。図 5.18（b）に示す外孔質膜の中空糸型は，数時間の心臓手術時の使用には不都合はないが，それ以上の長時間（例えば 1～2 日）使用では血栓が多数形成されて膜の目詰まりが多くなり，ガス交換率が極端に悪化する。この点について，複合膜と同様な構造をした中空糸膜表面のスキン層（コーティング膜）とそれを支持する微多孔層を同一素材（特殊ポリオレフィン）にして血液に接する側に穴がない 2 層構造とすることで血栓の形成を抑制し，ガス交換性能を一定に維持すると同時に血漿の漏洩を極度に小さくすることができる。さらに，スキン層表面に血液抗凝固剤ヘパリンをごく薄く塗布して，その層がはがれないように長時間安定に定着させる技術の開発により，中空糸に血栓が形成されない人工肺がつくられるようになった（図 5.18（c））。

この人工肺は，ヤギでの実験で 2 箇月以上も使用できることが確認されているので，手術中の一時的な代行機能装置としてばかりでなく，長期間安定した機能が維持できる体外循環式の人工肺として大いに期待でいる。最近，肺出血を伴う重症患者にこの人工肺を約 1 週間連続使用し，救命に成功したという臨床報告もなされている。

5.4.4 動脈フィルタ

微小な気泡や凝血塊による塞栓が，体外循環の合併症の一つに挙げられる。これを防止するためには 20～40 μm のフィルタを送血回路に挿入しなければならない。このためのフィルタには，フィルタに捕捉された異物により濾過能力が低下しないように，濾過面積を大きくしやすい 20～40 μm のメッシュ孔径のスクリーン型マイクロフィルタが採用されている。血液の温度を維持するために熱交換器を使用するが，最近の熱交換器は人口肺に内蔵されている場合が多く，動脈血の加温により溶解ガスが気化して微小気泡を発生する可能性があるので，末梢側に気泡補捉フィルタが必要になる。この点から動脈フィルタは送血回路の最終部に設置することが有効である。

5.4.5 生体情報モニタ

人工心肺装置を使用した手術（開心術）では，体外循環回路の情報と生体側の情報のいずれもが重要である。送・脱血温度，送血圧，灌流血量の情報は適切な酸素消費量の供給と低体温治療の管理に不可欠である。

生体情報として心電図，動脈圧，中心静脈圧，左房圧，体温などはin vivo な情報として即時に測定できる。動脈圧や体温などは多数部位の同時測定が要求される。血液ガス分析については，in vivo な方法では精度のよい測定ができない場合が多いので，体外循環中より頻回に採血し，pH，P_{O_2}，P_{CO_2}，S_{aO_2} を測定する。ヘマトクリット値，ヘモグロビン濃度も測定して，過度な希釈が行われていないかなどの監視が必要である。これらの測定法については，3章，4章で取り扱った内容が活用できる。

引用・参考文献

1) 堀川宗之：「医・生物学系のための電気・電子回路」，コロナ社（1997）
2) 日本ME学会 編，岡田正彦 編著：「生体計測の機器とシステム」(ME教科書シリーズ)，コロナ社（2000）
3) 日本電子機械工業会 編：「改訂 ME機器ハンドブック」，コロナ社（1996）
4) W. G. Ganong（松田幸次郎 ほか共訳）：「医科 生理学展望」，丸善（1982）
5) 坂岸吉克 ほか著：「臨床化学」（臨床検査学講座），医歯薬出版（2001）
6) 浦山 修 ほか著：「臨床化学検査学」（臨床検査学講座），医歯薬出版（2003）
7) 小沢恭一 編：「臨床用自動分析」，講談社サイエンティフィック（1989）
8) 日本電子機械工業会 編：「改訂 医用超音波機器ハンドブック」，コロナ社（1997）
9) 境 章：「目でみるからだのメカニズム」，医学書院（1994）
10) 厚生省健康政策局医事課，(財)医療機器センター 監修：「臨床工学技士指定講習会テキスト」，金原出版（1997）
11) 木村雄治：「医用工学入門」，コロナ社（2001）
12) 軽部征夫 監修：「バイオセンサー」，シーエムシー出版（2002）
13) 桜井靖久 監修，渡辺 敏 編集：「血圧計・心拍出量計・血流計」（ME早わかりQ&A 3），南江堂（1990）

索　　引

【あ】

アクチン細糸	48
アシドーシス	50
圧電素子	10
圧波伝播	20
圧力センサ	13
圧力波	8
アミノ基	65,101
アルコール中毒症状	132
アルドステロン	123
アルミナ	87
アンペアの右ねじの法則	5

【い】

イオン感応性電界効果トランジスタ	83
イオン選択性電極	98
1秒率	30
1秒量	30
1ポイント法	95
陰圧式	118

【う】

ウィンドケッセル理論	19
ウォータトラップ	46,118
ウォーミングアップ	59
運動負荷	47

【え】

液体クロマトグラフィ	102
液体膜電極	97
エストロポエチン	123
エリスロポエチン	60
エルゴメータ	57
遠位尿細管	123
円形マルチセル方式	105
遠心ポンプ	135
エンドセリン	4

【お】

横隔膜	26
応答速度	42

凹面回折格子	109
大型・多人数用装置	129
オシレーション法	27
オシロメトリック法	12
オリヒス	78
音響インピーダンス	9

【か】

加圧速度	133
回折格子	93
解糖系代謝	49
外部灌流法	138
外肋間筋	24
加温加湿器	118
化学的結合	64
化学的結合酸素	127
化学的溶解	62
拡散	23,26
過酸化陰イオン	131
過酸化水素	83
過剰換気	47
ガスクロマトグラフィ	102
ガス交換	2
ガス交換能力	138
カタラーゼ	85
活性型ビタミンD	123
活性酸素	131
カフ圧迫	12
カプノメータ	31
ガラス電極	68
ガラス膜電極	97
カラードップラ法	10
カラムクロマトグラフィ	102
顆粒球	76,79
ガルバニ電池	39
カルバミノHb	65
カルボキシル基	65,101
換気	23
換気機能	26
換気障害パターン	30
換気量	26
観血血圧計	13,17
還元ヘモグロビン	63,72

甘こう電極	69
幹細胞	77
乾式尿分析器	114

【き】

気圧外傷	131
気管	23
気管切開チューブ	121
気管挿管	44
希釈液	82
希釈倍率	81
基準電極	69
輝線エネルギー	96
輝線スペクトル	96
気体の磁化率	41
気体の赤外線吸収スペクトル	43
気体の熱伝導率	42
基底状態	95
気道障害	117
気道内圧情報	118
機能的残気量	24
気泡検知器	126
気泡補捉フィルタ	139
逆起電力	8
キャピラリー	36
吸気終末休止時圧	120
吸気蛇管	117
吸光度特性	72
急性一酸化炭素中毒	127
胸郭組織	26
胸腔内圧	26
凝血性因子	4
胸式呼吸	24
強制換気	119
極大吸収波長	91
極低出生体重児	31
距離分解能	10
近位尿細管	123

【く】

空気塞栓	127
クエン酸回路	51
クラウンエーテル	87

クラウンエーテル化合物	99	交流励磁	7	重炭酸イオン	65
クラウンエーテル膜電極	98	小型・1人用装置	129	集中治療室	18
クラーク電極	67	呼気終末陽圧	119	充填剤	102
クラーク電極法	66	呼気蛇管	118	自由電子	92
クーリングダウン	59	呼吸インピーダンス	27	終点分析法	95
グルコース感応性FETセンサ	89	呼吸機能	23	従量規定換気	118
グルコースセンサ	83	呼吸筋	26	主波長	94
クレアチニン	123	呼吸中枢障害	117	準備運動	59
クレアチンリン酸	49	呼吸不全	117	蒸気圧法	115
【け】		固体膜電極	97	静脈管	33
経口/経鼻挿管チューブ	121	固定化酵素膜	84	除去対象物質	124
蛍光光度法	95	コロトコフ音聴診法	12	触媒物質	85
蛍光物質	95	コンプライアンス	19,26	初速度分析法	95
経皮血液ガスモニタ	70	【さ】		ショランダー分析器	37
血液凝固	2	再吸収	123	自律神経支配	4
血液貯留槽	138	最高心拍数	58	腎機能障害	123
血管弾性率	20	最大酸素摂取量	53	人工肺	134
血漿	1	在宅酸素療法	75	腎疾患のスクリーニング検査	112
血小板	2,76	サイドストリーム法	36	腎小体	122
血小板数	82	酸化還元電流	83	新生児仮死	31
血中乳酸濃度	52,54	酸化シリコン	87	新生児集中治療室	32
ゲートパルス	10	酸化タンタル	87	浸透圧	125
減圧症	127,131	酸化ヘモグロビン	62,72	浸透圧測定器	114
減圧速度	130,133	酸血症	50	心拍出量	34,64
限外濾過圧	126	酸素解離曲線	63	【す】	
減衰係数	14	酸素含量	64	ずり応力	4
検体識別番号	108	酸素摂取量	28,64	【せ】	
検体分取機構	108	酸素中毒	131	静圧	17
検体盲検	95	酸素負債	54	生体防御作用	2
検量線	92,104	酸素飽和度	34,63	制動係数	14
【こ】		サンプルディスク	108	整理運動	59
コイル型	136	【し】		赤外線吸収法	44
好塩基球	80	シアメントヘモグロビン法		積層型	136
好塩基球数	82		82,112	赤血球	2
交感神経支配	3	シアンメントヘモグロビン	78	赤血球産生刺激因子	60
高気圧酸素治療の安全基準	133	シェベリングハウス電極	67	赤血球数	82
高気圧酸素療法	127	弛緩因子	4	絶対気圧	128
抗凝血性因子	4	糸球体	122	繊維素原	1
好酸球	80	糸球体のう	122	前方小角散乱光	81
好酸球数	82	死腔量	24	前方大角散乱光	81
恒常性	1	試験紙	112	専用貫通端子	130
酵素FETセンサ	89	自然呼吸	24,26	【そ】	
拘束性障害	31	持続強制換気	118	挿管内圧情報	118
酵素グルコースオキシターゼ	83	自発呼吸	119	側方散乱光	81
酵素センサ	83	磁場偏向型質量分析計	40	粗密波	8
好中球	80	受圧膜	13	【た】	
好中球数	82	従圧式調節換気	118	ダイアライザ	124
光電脈波	73	収縮因子	4		
坑利尿ホルモン	123	収縮弛緩物質	4		

第1種装置	129	【と】		粘性率	2, 13
体外血液透析法	124	動 圧	17	粘性流体	13
体外循環装置	134	透過光量	42	【は】	
代行機能装置	134	透析液供給装置	125	肺気量	28
対向流	124	透析効果	125	肺コンプライアンス	119
大小気管支	23	透析時間	125	肺実質障害	117
体積弾性率	13	透析膜	125	ハイドロキシルラジカル	85
第2種装置	130	動脈側陰圧検知器	125	肺の損傷	132
胎盤循環	32	動脈管	33	肺 胞	25
縦 波	8	動脈血酸素飽和度	72	肺胞気酸素分圧	128
単 球	76, 79, 80	動脈硬化	4, 20	肺胞総数	25
単球数	82	ドップラ効果	9	肺胞膜	23
炭酸脱水酵素	65	ドップラ偏移周波数	9, 10	肺胞面積	25
弾性繊維	3	ドライケミストリー法	114	薄膜クロマトグラフィ	102
【ち】		トランジットタイム	11	パーセント肺活量	30
窒化シリコン	87	努力呼吸	30	バゾモーション	2
窒素酪酊	131	努力性呼吸	24	白血球	2, 76
中空糸型	136	トレッドミル	57	発光スペクトル	97
中空糸型人工肺	138	【な】		バリノマイシン	87, 99
中性脂質	89	内皮細胞	3, 126	バリノマイシン膜電極	98
超音波周波数	8	ナイロン膜	67	パルスオキシメータ	71
聴器障害	132	【に】		パルスドップラ法	9
超低出生体重児	31	二項定理	16	搬送システム	110
直流励磁	7	2,3-DPG	64	反応ディスク	108
貯血槽	134	二波長法	94	反応容器移動機構	109
【て】		2ポイント法	95	【ひ】	
低酸素血症	33	乳 酸	50, 51	非圧縮性粘性液体	24
低酸素症	32	乳酸性負債	54	比較電極	68
定時分析法	95	ニュートラルキャリヤ型電極	98	光吸収特性	72
呈色分子	91	ニュートン流体	2	光散乱方式	79
ディスクリート方式	105	ニューモタコメータ	29	比色法	92
ディスペンサ	105	尿細管	122	非侵襲的換気	121
ディップタイプ	99	尿 酸	123	皮膚加熱温度	71
鉄の肺	118	尿試験紙	113	ピペッタ	105
テフロン膜	67	尿潜血反応	112	氷点降下法	115
電界効果型トランジスタ	87	尿 素	123	ピルビン酸	49, 51
電気泳動	100	尿素感応性FETセンサ	89	ピロリ菌	88
電気浸透	100	尿沈渣自動測定装置	114	ピロリ菌ウレアーゼ	89
電気抵抗検出方式	77	尿沈渣法	113	貧血性低酸素症	127
電気抵抗法	80	【ね】		【ふ】	
電気的胸郭インピーダンス	31	熱希釈法	34	フィブリノーゲン	1
電磁血流計	5	熱交換器	138	フェリシアン化カリウム	85
電子式スパイロメータ	28	熱電子	40	フェロシアン化カリウム	85
電子伝達系	51	ネブライザ	118	腹式呼吸	24
電子の遍移確率	92	ネルンストの式	68	副波長	94
電磁誘導の法則	5	粘 性	2	副鼻腔障害	132
伝播時間差	11	粘性抵抗	13	腹膜透析	126
				腹膜透析法	124

物理的溶解	62	ポテンシャル圧	17	【ゆ】	
不平衡型ブリッジ回路	15	ホメオスターシス	1	有酸素運動	51
フライシュ式	28	ポーラログラフ	39	有核細胞	81
プラスチック膜	67	ポーラログラフ電極	67	【よ】	
フーリエ解析	10	ポリプロピレン膜	67	陽圧式	118
プリズム	93	ポリペプチド鎖	63	溶解酸素量	128
フレミングの右手の法則	5	ホローファイバ型透析器	124	用手法	107
フロースルー法	43	【ま】		横波	8
フロータイプ	99	マイクロシリンジ	106	予測肺活量	30
分光光度法	91	前処理工程	110	【ら】	
分時血流量	6	前処理システム	111	卵円孔	32, 33
分子識別機能	82	マスク式人工呼吸器	121	ランベルトの法則	90
分析システム	111	末梢組織	2	ランベルト・ベールの法則	90
分注方式	105	【み】		【り】	
分布	23, 25	ミオシン細糸	48	リポプロテインリパーゼ	89
分離カラム内の滞留時間	102	ミトコンドリア	51	流速-流量曲線	30
【へ】		脈波伝播速度	20	リリー式	28
平滑筋	126	ミリシリンジ	106	リンパ球	76, 79
平滑筋細胞	3	【む】		リンパ球数	82
平均血流量	5	無呼吸	31	【れ】	
平均自由行程	40	無呼吸発作	32	励起光	95
閉塞性障害	31	無酸素運動	49	励起状態	95
ベネディクト・ロス式レスピロメータ	28	無酸素性作業閾値	55	レーザ散乱光方式	82
ヘマトクリット	75	【め】		連続サンプリング法	36, 43
ヘモグロビン	62	メインストリーム法	36	連続波ドップラ法	9
ヘモグロビン濃度	82	メディエータ	85	【ろ】	
ヘリコバクター・ピロリ	88	メーンズ・コルテヴェークの式	20	濾過作用	123
ベールの法則	90	【も】		濾紙クロマトグラフィ	102
【ほ】		毛細血管	2	ローラポンプ	134
ポアジュイユの法則	24	モル吸光係数	90		
ホイートストンブリッジ回路	15				
飽和水蒸気	45				
飽和水蒸気分圧	28				

ADP	48	Henryの法則	128	NH_2	65, 101
Al_2O_3	87	HGB	82	NICU	32
AT	55	IEC 601-1	71	NIPPV	121
ATP	48	IECの医用電気機器安全通則	71	Nyboerの胸部円筒モデル	34
BA	82	invivo	88, 140	PCV	118
CMV	118	ISE	98	PEEP	120
COOH	65, 101	ISFET	83	PLT	82
EIP-P	120	ISFET pHセンサ	88	RBC	82
EO	82	Kubicekの式	35	Si_3N_4	87
FDA	74	Lambert-Beerの法則	73	SiO_2	87
FET	87	LPL	89	S_{pO_2}値	74
GOD	83	LY	82	Ta_2O_5	87
H_2O_2	83	MO	82	TCA回路	51
Hb	62	NASガラス	87	VCV	118
HCO_3^-	65	NE	82	WBC	82

―― 著者略歴 ――

1959年 電気通信大学電気通信学科卒業
1959年 フクダ電子(株)勤務
1968年 日本電気三栄(株)勤務
1991年 日本光電工業(株)勤務
1998年 東京電子専門学校講師
2002年 西武学園医学技術専門学校講師
    現在に至る

生体計測装置学入門
Introduction to the Biological Measuring Engineering and it's Technical Device

© Yuji Kimura 2004

2004年11月15日 初版第1刷発行
2008年 1月10日 初版第3刷発行

検印省略	著 者	木 村 雄 治
	発行者	株式会社 コロナ社
	代表者	牛来辰巳
	印刷所	萩原印刷株式会社

112-0011 東京都文京区千石4-46-10
発行所 株式会社 コロナ社
CORONA PUBLISHING CO., LTD.
Tokyo Japan
振替 00140-8-14844・電話(03)3941-3131(代)
ホームページ http://www.coronasha.co.jp

ISBN 978-4-339-07085-9　　(金)　(製本：愛千製本所)
Printed in Japan

無断複写・転載を禁ずる
落丁・乱丁本はお取替えいたします

ヒューマンサイエンスシリーズ

（各巻B6判）

■監　修　早稲田大学人間総合研究センター

			頁	定価
1.	性を司る脳とホルモン	山内　兄人 編著 新井　康允	228	1785円
2.	定年のライフスタイル	浜口　晴彦 編著 嵯峨座晴夫	218	1785円
3.	変容する人生 ーライフコースにおける出会いと別れー	大久保　孝治 編著	190	1575円
4.	母性と父性の人間科学	根ヶ山　光一 編著	230	1785円
5.	ニューロシグナリングから知識工学への展開	吉岡　亨 編著 市川　一寿 堀江　秀典	164	1470円
6.	エイジングと公共性	渋谷　望 編著 空閑　厚樹	230	1890円
7.	エイジングと日常生活	高田　知和 編著 木戸　功	184	1575円
8.	女と男の人間科学	山内　兄人 編著	222	1785円
9.	人工臓器で幸せですか？	梅津　光生 編著	158	1575円
10.	現代に生きる養生学 ーその歴史・方法・実践の手引きー	石井　康智 編著	224	1890円
	バイオエシックス	木村　利人 編著		

定価は本体価格＋税5％です。
定価は変更されることがありますのでご了承下さい。

図書目録進呈◆

電気・電子系教科書シリーズ

(各巻A5判)

- ■編集委員長　高橋　寛
- ■幹事　湯田幸八
- ■編集委員　江間　敏・竹下鉄夫・多田泰芳
　　　　　　中澤達夫・西山明彦

	配本順	書名	著者	頁	定価
1.	(16回)	電気基礎	柴田・皆藤・田多尚新泰志二芳志 共著	252	3150円
2.	(14回)	電磁気学	田田柴尚芳志 共著	304	3780円
3.	(21回)	電気回路Ⅰ	柴田尚志 著	248	3150円
4.	(3回)	電気回路Ⅱ	遠藤・鈴木勲靖 共著	208	2730円
6.	(8回)	制御工学	下西二奥平鎮郎正立幸 共著	216	2730円
7.	(18回)	ディジタル制御	青西中木堀澤原俊達勝夫幸 共著	202	2625円
9.	(1回)	電子工学基礎	中藤澤原達勝夫幸 共著	174	2310円
10.	(6回)	半導体工学	渡辺英夫 著	160	2100円
11.	(15回)	電気・電子材料	中澤・藤原押田・服部森山 共著	208	2625円
12.	(13回)	電子回路	須田健英二 共著	238	2940円
13.	(2回)	ディジタル回路	土原充伊海弘若沢昌吉賀進博夫純也 共著	240	2940円
14.	(11回)	情報リテラシー入門	室山厳 著	176	2310円
15.	(19回)	C++プログラミング入門	湯田幸八 著	256	2940円
16.	(22回)	マイクロコンピュータ制御プログラミング入門	柚賀正光千代谷慶 共著	244	3150円
17.	(17回)	計算機システム	春日舘泉田雄幸健八治 共著	240	2940円
18.	(10回)	アルゴリズムとデータ構造	湯伊原田充博弘 共著	252	3150円
19.	(7回)	電気機器工学	前新江田谷間橋邦勉敏弘 共著	222	2835円
20.	(9回)	パワーエレクトロニクス	江間橋敏勲 共著	202	2625円
21.	(12回)	電力工学	江甲三吉斐木川隆成英章彦機 共著	260	3045円
22.	(5回)	情報理論	宮田部稲克幸正史 共著	216	2730円
24.	(24回)	電波工学	松南岡桑植松田原月原箕裕唯孝史充 共著		近刊
25.	(23回)	情報通信システム(改訂版)		206	2625円
26.	(20回)	高電圧工学		216	2940円

以下続刊

- 5. 電気・電子計測工学　西山・吉沢共著
- 8. ロボット工学　白水俊之著
- 23. 通信工学　竹下・吉川共著

定価は本体価格+税5%です。
定価は変更されることがありますのでご了承下さい。

図書目録進呈◆

再生医療の基礎シリーズ
―生医学と工学の接点―

（各巻B5判）

コロナ社創立80周年記念出版
〔創立1927年〕

- ■編集幹事　赤池敏宏・浅島　誠
- ■編集委員　関口清俊・田畑泰彦・仲野　徹

配本順			頁	定価
1.（2回）	再生医療のための**発生生物学**	浅島　誠編著	280	4515円
2.（4回）	再生医療のための**細胞生物学**	関口清俊編著	228	3780円
3.（1回）	再生医療のための**分子生物学**	仲野　徹編	270	4200円
4.（5回）	再生医療のためのバイオエンジニアリング	赤池敏宏編著	244	4095円
5.（3回）	再生医療のためのバイオマテリアル	田畑泰彦編著	272	4410円

臨床工学シリーズ

（各巻A5判，欠番は品切です）

- ■監　修　（社）日本生体医工学会
- ■編集委員代表　金井　寛
- ■編集委員　伊藤寛志・太田和夫・小野哲章・斎藤正男・都築正和

配本順			頁	定価
1.（10回）	医学概論（改訂版）	江部　充他著	220	2940円
5.（1回）	応用数学	西村千秋著	238	2835円
6.（14回）	医用工学概論	嶋津秀昭他著	240	3150円
7.（6回）	情報工学	鈴木良次他著	268	3360円
8.（2回）	医用電気工学	金井　寛他著	254	2940円
9.（11回）	改訂 医用電子工学	松尾正之他著	288	3465円
11.（13回）	医用機械工学	馬渕清資著	152	2310円
12.（12回）	医用材料工学	堀内孝・村林俊 共著	192	2625円
19.（8回）	臨床医学総論 II	鎌田武信他著	200	2520円
20.（9回）	電気・電子工学実習	南谷晴之著	180	2520円

以下続刊

4．基礎医学 III	玉置憲一他著	10．生体物性	多氣昌生他著
13．生体計測学	小野哲他著	14．医用機器学概論	小野哲章他著
15．生体機能代行装置学 I	都築正和他著	16．生体機能代行装置学 II	太田和夫他著
17．医用治療機器学	斎藤正男他著	18．臨床医学総論 I	岡島光治他著
21．システム・情報処理実習	佐藤俊輔他著	22．医用機器安全管理学	小野哲章他著

定価は本体価格+税5%です。
定価は変更されることがありますのでご了承下さい。

図書目録進呈◆

新コロナシリーズ (各巻B6判)

	書名	著者	頁	定価
1.	ハイパフォーマンスガラス	山根 正之 著	176	1223円
2.	ギャンブルの数学	木下 栄蔵 著	174	1223円
3.	音戯話	山下 充康 著	122	1050円
4.	ケーブルの中の雷	速水 敏幸 著	180	1223円
5.	自然の中の電気と磁気	高木 相 著	172	1223円
6.	おもしろセンサ	國岡 昭夫 著	116	1050円
7.	コロナ現象	室岡 義廣 著	180	1223円
8.	コンピュータ犯罪のからくり	菅野 文友 著	144	1223円
9.	雷の科学	饗庭 貢 著	168	1260円
10.	切手で見るテレコミュニケーション史	山田 康二 著	166	1223円
11.	エントロピーの科学	細野 敏夫 著	188	1260円
12.	計測の進歩とハイテク	高田 誠二 著	162	1223円
13.	電波で巡る国ぐに	久保田 博南 著	134	1050円
14.	膜とは何か ―いろいろな膜のはたらき―	大矢 晴彦 著	140	1050円
15.	安全の目盛	平野 敏右 編	140	1223円
16.	やわらかな機械	木下 源一郎 著	186	1223円
17.	切手で見る輸血と献血	河瀬 正晴 著	170	1223円
18.	もの作り不思議百科 ―注射針からアルミ箔まで―	JSTP 編	176	1260円
19.	温度とは何か ―測定の基準と問題点―	櫻井 弘久 著	128	1050円
20.	世界を聴こう ―短波放送の楽しみ方―	赤林 隆仁 著	128	1050円
21.	宇宙からの交響楽 ―超高層プラズマ波動―	早川 正士 著	174	1223円
22.	やさしく語る放射線	菅野・関 共著	140	1223円
23.	おもしろ力学 ―ビー玉遊びから地球脱出まで―	橋本 英文 著	164	1260円
24.	絵に秘める暗号の科学	松井 甲子雄 著	138	1223円
25.	脳波と夢	石山 陽事 著	148	1223円
26.	情報化社会と映像	樋渡 涓二 著	152	1223円
27.	ヒューマンインタフェースと画像処理	鳥脇 純一郎 著	180	1223円
28.	叩いて超音波で見る ―非線形効果を利用した計測―	佐藤 拓宋 著	110	1050円
29.	香りをたずねて	廣瀬 清一 著	158	1260円
30.	新しい植物をつくる ―植物バイオテクノロジーの世界―	山川 祥秀 著	152	1223円

31.	磁石の世界	加藤哲男著	164	1260円
32.	体を測る	木村雄治著	134	1223円
33.	洗剤と洗浄の科学	中西茂子著	208	1470円
34.	電気の不思議 ―エレクトロニクスへの招待―	仙石正和編著	178	1260円
35.	試作への挑戦	石田正明著	142	1223円
36.	地球環境科学 ―滅びゆくわれらの母体―	今木清康著	186	1223円
37.	ニューエイジサイエンス入門 ―テレパシー，透視，予知などの超自然現象へのアプローチ―	窪田啓次郎著	152	1223円
38.	科学技術の発展と人のこころ	中村孔治著	172	1223円
39.	体を治す	木村雄治著	158	1260円
40.	夢を追う技術者・技術士	CEネットワーク編	170	1260円
41.	冬季雷の科学	道本光一郎著	130	1050円
42.	ほんとに動くおもちゃの工作	加藤孜著	156	1260円
43.	磁石と生き物 ―からだを磁石で診断・治療する―	保坂栄弘著	160	1260円
44.	音の生態学 ―音と人間のかかわり―	岩宮眞一郎著	156	1260円
45.	リサイクル社会とシンプルライフ	阿部絢子著	160	1260円
46.	廃棄物とのつきあい方	鹿園直建著	156	1260円
47.	電波の宇宙	前田耕一郎著	160	1260円
48.	住まいと環境の照明デザイン	饗庭貢著	174	1260円
49.	ネコと遺伝学	仁川純一著	140	1260円
50.	心を癒す園芸療法	日本園芸療法士協会編	170	1260円
51.	温泉学入門 ―温泉への誘い―	日本温泉科学会編	144	1260円
52.	摩擦への挑戦 ―新幹線からハードディスクまで―	日本トライボロジー学会編	176	1260円
53.	気象予報入門	道本光一郎著	118	1050円
54.	続 もの作り不思議百科 ―ミリ，マイクロ，ナノの世界―	JSTP編	160	1260円
55.	人のことば，機械のことば ―プロトコルとインタフェース―	石山文彦著	118	1050円

定価は本体価格+税5％です。
定価は変更されることがありますのでご了承下さい。

図書目録進呈◆

ME教科書シリーズ

(各巻B5判)

■(社)日本生体医工学会編
■編纂委員長　佐藤俊輔
■編纂委員　稲田 紘・金井 寛・神谷 瞭・北畠 顕・楠岡英雄
　　　　　　戸川達男・鳥脇純一郎・野瀬善明・半田康延

記号	配本順	書名	著者	頁	定価
A-1	(2回)	生体用センサと計測装置	山越・戸川共著	256	4200円
A-2	(16回)	生体信号処理の基礎	佐藤・吉川・木竜共著	216	3570円
B-1	(3回)	心臓力学とエナジェティクス	菅・高木・後藤・砂川編著	216	3675円
B-2	(4回)	呼吸と代謝	小野功一著	134	2415円
B-3	(10回)	冠循環のバイオメカニクス	梶谷文彦編著	222	3780円
B-4	(11回)	身体運動のバイオメカニクス	石田・廣川・宮崎・阿江・林共著	218	3570円
B-5	(12回)	心不全のバイオメカニクス	北畠・堀編著	184	3045円
B-6	(13回)	生体細胞・組織のリモデリングのバイオメカニクス	林・安達・宮崎共著	210	3675円
B-7	(14回)	血液のレオロジーと血流	菅原・前田共著	150	2625円
B-8	(20回)	循環系のバイオメカニクス	神谷 瞭編著	204	3675円
C-1	(7回)	生体リズムの動的モデルとその解析 ―MEと非線形力学系―	川上 博編著	170	2835円
C-2	(17回)	感覚情報処理	安井湘三編著	144	2520円
C-3	(18回)	生体リズムとゆらぎ ―モデルが明らかにするもの―	中尾・山本共著	180	3150円
D-1	(6回)	核医学イメージング	楠岡・西村監修　藤林・田口・天野共著	182	2940円
D-2	(8回)	X線イメージング	飯沼・舘野編著	244	3990円
D-3	(9回)	超音波	千原國宏著	174	2835円
D-4	(19回)	画像情報処理(I) ―解析・認識編―	鳥脇純一郎編著　長谷川・清水・平野共著	150	2730円
E-1	(1回)	バイオマテリアル	中林・石原・岩崎共著	192	3045円
E-3	(15回)	人工臓器(II) ―代謝系人工臓器―	酒井清孝編著	200	3360円
F-1	(5回)	生体計測の機器とシステム	岡田正彦編著	238	3990円
F-2	(21回)	臨床工学(CE)とME機器・システムの安全	渡辺 敏編著	240	4095円

以下続刊

A	生体電気計測	山本尚武編著
A	生体光計測	清水孝一著
C-4	脳磁気とME	上野照剛編著
D-6	MRI・MRS	松田・楠岡編著
E	治療工学(I)	橋本・篠原編著
E-2	人工臓器(I) ―呼吸・循環系の人工臓器―	井街・仁田編著
E	細胞・組織工学と遺伝子	松田武久著
F	医学・医療における情報処理とその技術	田中博著
F	病院情報システム	石原謙編著

A	生体用マイクロセンサ	江刺正喜編著
B-9	肺のバイオメカニクス ―特に呼吸調節の視点から―	川上・西村編著
D-5	画像情報処理(II) ―表示・グラフィックス編―	鳥脇純一郎編著
E	電子的神経・筋制御と治療	半田康延編著
E	治療工学(II)	菊地眞編著
E	生体物性	金井寛著
F	地域保険・医療・福祉情報システム	稲田紘編著
F	福祉工学	土肥健純編著

定価は本体価格+税5%です。
定価は変更されることがありますのでご了承下さい。

図書目録進呈◆